福島甲状腺がんの
被ばく発症

宗川 吉汪●著
SOKAWA YOSHIHIRO

文理閣

はじめに

　東京電力福島第一原発事故が起きたのは、2011 年 3 月 11 日のことでした。事故から 6 年が経つのに事故は未だ収束せず、放射能に対する健康不安も解消されていません。

　事故により放射性ヨウ素 131 を含む大量の放射性物質が飛び散り、子どもたちが甲状腺がんになるのではないかと心配されました。1986 年に起きたチェルノブイリ原発事故で、飛散した放射性ヨウ素による内部被ばくで大勢の子どもたちが甲状腺がんになったからです。放射性ヨウ素は明らかに甲状腺がんの原因物質です（**資料 1** を参照）。福島県は、事故当時 0 歳から 18 歳までの県民約 37 万人の甲状腺を検査することにしました。

　チェルノブイリでは小児の甲状腺がんが事故の 4 〜 5 年後から増加したことから、事故直後の 3 年間に検査を行えば、事故とは無関係の甲状腺がんの発症状況が把握できるだろうという考えから、2011 年 10 月〜 2014 年 3 月に先行検査が実施されました。

　つづいて、事故から 3 年経過した 2014 年 4 月から本格検査が開始されました。本格検査では、子どもたちの甲状腺がんの発症に対する原発事故の影響が調べられる、という考えです。

　これまで（2017 年 2 月 20 日）に、甲状腺がんの患者は、先行検査で 115 人、本格検査で 69 人が発見されました。これだけ多数の患者が見つかったにもかかわらず、福島県は未だに甲状腺がんの発症と原発事故との関連性は考えにくいとしています。その理由として、県の専門家委員会（福島県「県民健康調査」検討委員会）は 2 つの理由を挙げています。1 つは、チェルノブイリ事故に比べて福島原発事故で放出された放

4

射線量が少ない、ということです。2つ目は、チェルノブイリでの甲状腺がんの発症が低年齢に多かったにもかかわらず、福島では低年齢層の発症はまだ認められていない、ということです。

　それに対して、私たちはこれまでに、福島の子どもたちの甲状腺がんの発症に原発事故が影響していることを示す結果を発表してきました（**資料4**に掲げた論文①、②、③）。本書では、福島県の発表した最新のデータを用いるとともに、先の論文に発表した解析方法に改良を加えて、事故とがん発症の関連性を調べました（今回の解析の改良点についても**資料4**を参照してください）。

2017年3月15日

著　者

福島甲状腺がんの被ばく発症◉目次

はじめに

第1章　本書の目的 ……………………………………… 7

第2章　福島の甲状腺検査 ……………………………… 8

福島県県民健康調査　*8*
甲状腺検査のスケジュール　*8*
甲状腺検査の流れ　*10*
一次検査　*11*
二次検査　*12*
通常診療　*12*

第3章　福島小児甲状腺がんの特徴 …………………… 13

福島小児甲状腺がんの多発　*13*
福島小児甲状腺がん発症の特徴　*15*

第4章　甲状腺検査の結果 ……………………………… 17

先行検査　*17*
本格検査　*17*
検査結果のまとめ　*18*

第5章　患者総数の統計的推定 ………………………… 22

患者発見率　*22*
統計計算の方法　*23*
甲状腺がん患者総数の統計的推定　*25*
3地域の推定患者総数　*26*

第6章　罹患率の比較 ·· 28

罹患率の計算　28
　　先行検査における平均発症期間　29
　　本格検査における各年齢の発症期間　30
　　3地域の先行検査と本格検査の罹患率　31

第7章　結　論 ··· 34

第8章　被ばく発症の否認 ································· 35

　　被ばく発症を否認する"国際原子力ムラ"　35
　　「県民健康調査」検討委員会「中間とりまとめ」　37
　　福島県小児科医会の検査縮小の要望　38
　　第5回福島国際専門家会議　39
　　第26回「県民健康調査」検討委員会　41

第9章　核災害の被害の本質—ヒバク ················ 43

　　ヒバクを否定する"放射能安全神話"　43
　　甲状腺がんの被ばく発症を軽視・無視する脱原発運動　53
　　私の「陳述書」　57
　　福島県、政府、東電への要求　59

資　料

　　1.　甲状腺と甲状腺がん　60
　　2.　最小二乗法による計算　61
　　3.　推定患者総数の統計計算のためのデータ　62
　　4.　今回の出版にあたって　64

おわりに　66

第 I 章
本書の目的

　本書の目的は福島県の甲状腺がんの発症に原発事故が影響しているか否かを疫学の方法を用いて明らかにすることです。

　疫学とは、病気や健康状態などについて、地域や職場などの多数集団を対象として、その原因や発生条件を統計的に明らかにする学問です。疫学研究では、まず初めに、対象とする集団の大きさと検査の期間を明確にしなければなりません。その上で、病気発生リスクの指標である罹患率を求めます。罹患率は次のように定義されています。

　「ある特定の疾病の発生頻度を示す指標。ある集団において一定期間内（例えば 1 年間）に発生した患者数を、単位人口当たりの割合として示す。すなわち、｛一定期間内の発病数÷人口｝ × 1000（または 10 万）、で示される」（『医学大事典』第 2 版　医学書院　2009 年）。

　本書では、福島県で 1 年間に 10 万人中何人が小児甲状腺がんを発症したか、ということで罹患率を表すことにします。

　子どもたちの甲状腺がん罹患率を、先行検査と本格検査について、浜通りの高線量地域 13 市町村、中通りの中線量地域 12 市町村、そしてその他の低線量地域 34 市町村について求め、それぞれを比較することで原発事故とがん発症との関連を検討しました（地域については図 1 を参照のこと）。

第2章
福島の甲状腺検査

福島県県民健康調査

　東電福島第一原発事故による放射性物質の拡散や住民の避難などを踏まえて、福島県は、県民の病気の予防、早期発見、早期治療を目的に、全県民を対象に、被ばく線量の評価と健康状態の把握のための「県民健康調査」を実施することにしました。子どもたちの甲状腺検査はその一環として行われています。

　検査は、福島県立医科大学を中心に、保健センターなどの公共施設、学校、医療機関で行われています。福島県外でも協定を締結した医療機関で行われています。

　「県民健康調査」の結果について専門的に検討する検討委員会が設置されました。委員会は、2011年5月27日の第1回から、毎年4回開催され、2017年2月20日で第26回を数えます。本書で用いた甲状腺検査の結果はこの委員会で報告されたものです。

甲状腺検査のスケジュール

　1巡目の甲状腺検査が、0歳から18歳（1992年4月2日～2011年4月1日生まれ）の福島県民全員（約37万人）を対象に、2011年10月から2014年3月に実施されました。この検査は、先行検査と呼ばれています。子どもたちの甲状腺に対する原発事故の影響は事故後3年間は無視できるだろうという想定のもとに行われた検査でした。

　先行検査は、2011年度（2011年10月～2012年3月）に放射線量の最

第 2 章　福島の甲状腺検査　9

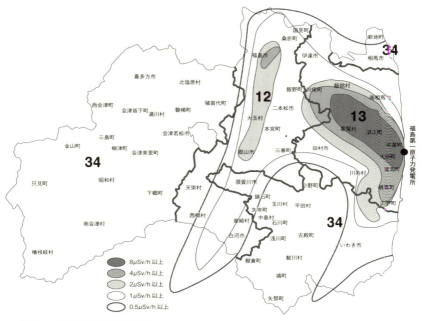

図 1　検査実施対象市町村

13：浜通りの高線量地域 13 市町村
12：中通りの中線量地域 12 市町村
34：その他の低線量地域 34 市町村
放射線量の単位：μSv/h（マイクロシーベルト／時）

も高い浜通りの 13 市町村から開始され、つづいて 2012 年度（2012 年 4 月～ 2013 年 3 月）に比較的高い中通りの 12 市町村で、最後に 2013 年度（2013 年 4 月～ 2014 年 3 月）は放射線量の比較的低いその他の 34 市町村で実施されました（図 1 および図 2 参照）。

つづいて、2014 年度（2014 年 4 月）から、原発事故による被ばく影響を調べるために 2 巡目の検査が開始されました。2 巡目からの検査は本格検査と呼ばれています。対象者は、先行検査対象者に加えて 2011 年 4 月 2 日～ 2012 年 4 月 1 日に誕生した子どもたちを含めた約 38 万人です。

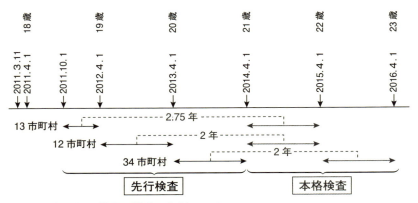

図2　1巡目と2巡目の検査スケジュール

　本格検査は、2014年度（2014年4月～2015年3月）に13市町村と12市町村について、2015年度（2015年4月～2016年3月）に34市町村について実施されました（図2）。
　そして現在、2016年度から2017年度までの予定で、3巡目検査の本格検査が進行中です。対象者は先の本格検査と同じです。
　本書では、1巡目の先行検査と2巡目の本格検査のそれぞれで、高線量地域の13市町村、中線量地域の12市町村、低線量地域の34市町村について子どもたちの甲状腺がんの罹患率を比較します。図2に3地域の1巡目と2巡目の検査スケジュールを示しました。

甲状腺検査の流れ

　甲状腺がん患者の発見は、超音波画像診断装置を用いた超音波検査（エコー検査）と甲状腺細胞を直接調べる細胞検査（細胞診）によって行われています。最近のエコー検査の精度はかなり高くなっています。また、細胞診による甲状腺がん診断は極めて精確です。「県民健康調査」検討委員会では、手術によって摘出した細胞検査をもって甲状腺がんの

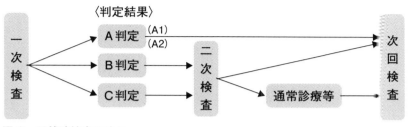

図3　甲状腺検査の流れ

最終診断としていますが、これまで146例の手術中で良性は1例だけでした。そのため本書では、明らかに良性と判った1例以外は細胞診の結果をもってがん患者としました。

　福島県で実際に行われている甲状腺検査の流れを図3に示します。

　「一次検査」、「二次検査」、「通常診療等」の3段階の検査・診察で甲状腺がん患者を発見しています。

　一次検査で検査対象者全員の甲状腺をエコーで調べます。一次検査で陽性と判断された人が二次検査でさらに詳しいエコー検査を受けます。二次検査で陽性になった人が、細胞診を含む通常診療を受けることになります。

　エコー検査で甲状腺に結節やのう胞があるかないかがチェックされます。結節は細胞が増殖して"かたまり"になったものです。良性結節の細胞はある程度しか増殖せず、転移しません。一方、がん性の悪性結節の細胞は無制限に増殖し、一部が他の臓器に転移します。これが甲状腺がんです。のう胞は、液体の入った袋で、それ自体に問題はありませんが、この中に悪性結節が含まれている可能性があります。

　甲状腺ならびに甲状腺がんについては**資料1**を参照して下さい。

一次検査

　対象者全員が受ける一次検査の結果は、以下の基準で判定されています。

　A判定（結節やのう胞がない場合はA1。あっても小さい場合はA2。A2は、5.0㎜以下の結節や20.0㎜以下ののう胞を認めた場合）。A1あるいはA2と判定された人は、次回の本格検査の対象者になります。

　B判定（5.1㎜以上の結節や20.1㎜以上ののう胞を認めた場合）。Bと判定された人は二次検査の対象者になります。

　C判定。甲状腺の状態から、直ちに二次検査が必要と判断された場合。しかし実際にCに判定された人は極めてまれで、これまでに1人しかいません。

二次検査

　一次検査の結果でBまたはCと判定された人が二次検査でさらに詳しいエコー検査ならびに血液検査と尿検査を受けることになります。二次検査で、実はAであったと判定された人は、次回の本格検査の対象者になります。再びBと判定された人が通常診療等の対象者になります。

通常診療等

　一次および二次検査のエコー検査で陽性（BまたはC）と判定された人の中に、かなりの確度で甲状腺がん発症者がいることになります。通常診療等では、まず、エコーの画像診断により甲状腺の細胞診を受けた方が良いか否かが判断されます。細胞検査が必要でないとされた人は次回検査までの経過観察となります。

第2章　福島の甲状腺検査　*13*

　一方、細胞検査が必要とされた人は、穿刺吸引細胞診を受けます。甲
状腺に細い針を刺して細胞を採取し、実際にがん細胞の有無が検査され
ます。がん細胞が見つかった場合「悪性または悪性疑い」と診断されま
す。

　先に述べたように、本書では細胞診で陽性と診断された人をがん患者
とみなしました。

第3章
福島小児甲状腺がんの特徴

福島小児甲状腺がんの多発

　先行検査は、原発事故当時0歳から18歳の福島県民全員（約37万人）を対象に、2011年10月から2014年3月まで行われました。検査の結果、甲状腺がんと診断された人は115人でした。

　甲状腺がんに限らず一般に悪性腫瘍はいったん発症すると自然治癒は望めません。しかし、甲状腺がんは症状が出にくいとされています。とくに子どもの場合はほとんど気づかないままに放置されています。しかし今回、福島県では、感度の高いエコー検査でスクリーニングしたため甲状腺がんが早期に発見されました。しかも予想外に大勢の子どもたちが甲状腺がんを発症していました。

　福島の子どもたちの甲状腺の先行検査の結果を図4に示します。

　図4の横軸（x軸）は原発事故時点の年齢です。6歳での発症が認められていますが、いま、それを無視して7歳をx軸の原点にとり、患者数をy軸にして最小二乗法で直線を描きました。

$$y = ax$$

　係数aは直線の傾斜です。最小二乗法でaを求めると、1.97になりました。最小二乗法の計算については資料2を参照してください。

　上の結果は、8歳以上では、各年齢毎年1.97人ずつ甲状腺がんが発症することを意味します。すると、8歳から18歳までの患者数は全部で130人になります。

$$1.97 \times (1 + 2 + \cdots\cdots + 11) = 1.97 \times 66 = 130$$

第3章 福島小児甲状腺がんの特徴　15

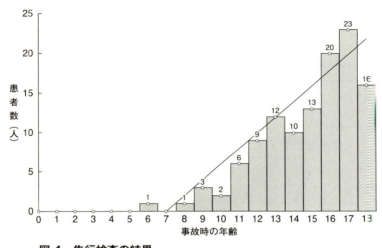

図4　先行検査の結果

　現実に見つかっている患者数は115人なので、1割ほど多くなっていますが、受診率が7〜8割なのでまず妥当な数字です（詳しい統計的推論は第5章を参照してください）。

　先行検査の対象者である0〜18歳までの人口は36万7672人でした。各年齢の人口が等しいとすると年齢あたり1.94万人になります。年齢人口1万人あたりの年間発症数は1.97/1.94＝1.0人になります。10万人当たり10人、100万人当たり100人です。

　これまで国際的な発症水準は100万人に1〜2人とされてきました。今回の福島のデータはその50〜100倍にもなり、これまでの国際的常識を覆す結果となっています。

　福島県「県民健康調査」検討委員会は、2016年3月の「中間とりまとめ」で以下のように述べて、福島の小児甲状腺がんの過剰発症を認めています。

　「先行検査（一巡目の検査）を終えて、わが国の地域がん登録で把握されている甲状腺がんの罹患統計などから推定される有病数に比べて数

十倍のオーダーで多い甲状腺がんが発見されている」（**第8章**を参照）。

福島小児甲状腺がん発症の特徴

　小児甲状腺がんの発症に関して、福島では、従来の推定に比べて数十倍のオーダーで多発していることが分かりました。

　一方、わが国の甲状腺がんの男女比は、男性1：女性2.8で、女性に多い病気です。福島の小児甲状腺がんの男女比は、先行検査では男性1：女性2.0でした。しかし本格検査では男性1：女性1.2になりました。チェルノブイリの原発事故後に発症した小児甲状腺がんでも男性の比率が高くなっています。2017年2月20日開催の第26回検討委員会で、甲状腺外科医の清水一雄委員は、「チェルノブイリ原発事故の被災地の医師が放射線由来と報告している男女比に近づいている」との懸念を表明しました。

　幼児の甲状腺がんの発症は極めて稀です。先行検査ならびにこれまでの本格検査の結果からも、二次検査の時点の年齢で7歳以下からは発症は認められていません。また、**図4**に示したように福島の小児甲状腺がんは8歳以上でほぼ直線的に増加しています。

　本書では統計解析を単純にするために以下のように仮定しました。

⑴発症率は8歳以上各年齢で等しいとした。

⑵発症における男女の差は無視した。

　今回の福島の小児甲状腺がんの調査では結果確定率が、先行検査で7〜8割、本格検査でも5〜6割と高いため、上のような仮定によって統計処理を行っても十分信頼性の高い結果が得られると期待されます。

第 4 章
甲状腺検査の結果

先行検査

　先行検査の対象者は、原発事故の発生した2011年3月11日時点で0歳から18歳（1992年4月2日～2011年4月1日生まれ）の福島県民全員（36万7672人）でした。検査は、2011年度に高線量地域の13市町村から開始され、つづいて2012年度に中線量地域の12市町村で、2013年度は低線量地域の34市町村で実施されました（図1および図2を参照）。

　先行検査の確定結果は、第20回「県民健康調査」検討委員会（2015年8月31日）で公表され、さらに、第23回検討委員会（2016年6月6日）で、追補版が公表されました。

　追補版によると、細胞診で甲状腺がん（悪性ないし悪性疑い）と診断された人は116人（女子77人、男子39人）、平均年齢は17.3 ± 2.7歳（8～22歳）でした。116人のうち102人が手術を受けましたが、結果は、良性結節1人、乳頭がん100人、低分化がん1人でした。良性結節はがんではないので、がん患者は1人減ったことになります。

本格検査

　2巡目検査の本格検査は2014年度から開始されました。2014年度（2014年4月～2015年3月）に13市町村と12市町村を、2015年度（2015年4月～2016年3月）に34市町村の検査が実施されました（図1、2を参照）。検査対象者は、先行検査対象者に加えて2011年4月2

日～ 2012 年 4 月 1 日に誕生した子どもたちを含めた 38 万 1282 人でした。

　ここでは、第 26 回検討委員会（2017 年 2 月 20 日）で公表されたデータを用いました。これは確定結果ではありませんが、確定されたものとして取り扱うことにしました。

　これまでの検査の結果、細胞診で甲状腺がん（悪性ないし悪性疑い）と診断された人は 69 人（女子 38 人、男子 31 人）、平均年齢は 16.9 ± 3.3 歳（9 ～ 23 歳）でした。69 人のうち 44 人が手術を受けました。43 人が乳頭がんで、1 人がその他の甲状腺がんということですが、どのようながんなのか詳しい報告がありません。

　なお、検討委員会は、細胞診の結果ではなく、手術結果をもって甲状腺がんの最終診断としていますが、先に触れたように、細胞診で「悪性または悪性疑い」と診断された人の中で、手術の結果、良性と判断された人はこれまでに 1 人しかいません。本書では明らかにがんでないと診断された人以外は細胞診の診断をもって甲状腺がんとしました。

検査結果のまとめ

　福島県は、事故時 0 歳から 18 歳までの県民を対象に甲状腺の検査を始めましたが、「小児」甲状腺がんの年齢の上限は特に決まっているわけではありません、10 歳未満の初期の小児期の甲状腺がんと後期の小児期（18 歳以下の若年者）を区別することもあります。また、小児甲状腺がんは極めて稀な病気とされています。実際、第 3 章で示したように、今回の福島県の調査でも 7 歳以下の人の発症は、これまでに先行検査でも本格検査でも、認められていません。そこで本書では 8 歳以上の人たちの甲状腺がんについて考察することにしました。

　3 地域の先行検査（1 巡目検査）の結果を表 1 に、本格検査（2 巡目検査）の結果を表 2 に示します。検査対象者数（N）はいずれも 8 歳以上

にしました。福島県「県民健康調査」検討委員会の報告は事故時 0 〜 18歳の人たちを対象にしているので、補正が必要です。補正の根拠は各表の下に示しました。

　甲状腺がん患者は、一次検査、二次検査、通常診療を経て見つけ出されます。通常診療では一次と二次のエコー検査で B 判定を受けた人たちを対象に細胞診を含めた「がん診断」が行われます。

　表中の大文字 N、N'、N'' は各段階の検査対象者数、小文字の n、n'、n'' は結果確定者数、Q、Q'、Q'' は陽性者数を表します。Q'' が「悪性または悪性の疑い」すなわち甲状腺がんと診断された人の数です。

表1−1　先行検査：13市町村（検査期間：2011.10 〜 2012.3）

	一次検査	二次検査	通常診療
検査対象者数	$N = 29995$	$N'(=Q) = 200$	$N''(=Q') = 143$
結果確定者数	$n = 25934$	$n' = 182$	$n''(=Q') = 143$
陽性者数	$Q = 200$	$Q' = 143$	$Q'' = 14$

$N = (6〜10歳)12547 \times (3/5) + (11〜18歳)22467 = 29995$
$n = (6〜10歳)11678 \times (3/5) + (11〜18歳)18927 = 25934$
$Q = \{22 \times (3/5) + 167\} \times (221/199) = 180 \times (221/199) = 200$
$n' = 180 \times (199/197) = 182$
$Q'' = 15 - 1 = 14$（手術の結果、1人が良性結節と診断された）

表1−2　先行検査：12市町村（検査期間：2012.4 〜 2013.3）

	一次検査	二次検査	通常診療
検査対象者数	$N = 106361$	$N'(=Q) = 922$	$N''(=Q') = 596$
結果確定者数	$n = 90639$	$n' = 875$	$n''(=Q') = 596$
陽性者数	$Q = 922$	$Q' = 596$	$Q'' = 56$

$N = (7〜11歳)42321 \times (4/5) + (12〜19歳)72504 = 106361$
$n = (7〜11歳)40847 \times (4/5) + (12〜19歳)57961 = 90639$
$Q = \{127 \times (4/5) + 757\} \times (988/920) = 859 \times (988/920) = 922$
$n' = 859 \times (920/903) = 875$

表1−3　先行検査：34市町村（検査期間：2013.4 〜 2014.3）

	一次検査	二次検査	通常診療
検査対象者数	$N = 115388$	$N'(= Q) = 1032$	$N''(= Q') = 637$
結果確定者数	$n = 83266$	$n' = 982$	$n''(= Q') = 637$
陽性者数	$Q = 1032$	$Q' = 637$	$Q'' = 45$

$N = (8〜12歳)41128 + (13〜20歳)74260 = 115388$

$n = (8〜12歳)39480 + (13〜20歳)43786 = 83266$

$Q = (182 + 778) \times (1085/1009) = 960 \times (1085/1009) = 1032$

$n' = 960 \times (1009/986) = 982$

表2−1　本格検査：13市町村（検査期間：2014.4 〜 2015.3）

	一次検査	二次検査	通常診療
検査対象者数	$N = 36730$	$N'(= Q) = 340$	$N''(= Q') = 200$
結果確定者数	$n = 25867$	$n' = 286$	$n''(= Q') = 200$
陽性者数	$Q = 340$	$Q' = 200$	$Q'' = 17$

$N = 36730$

$\quad = (25市町村の8〜21歳)160391$

$\quad \times (先行検査時の13市町村と25市町村の対象者数の比)0.229$

$\qquad n = (8〜21歳以上)25867$

$\qquad Q = 344 - 4 = 340$

$\qquad n' = 290 - 4 = 286$

表2−2　本格検査：12市町村（検査期間：2014.4 〜 2015.3）

	一次検査	二次検査	通常診療
検査対象者数	$N = 123661$	$N'(= Q) = 948$	$N''(= Q') = 572$
結果確定者数	$n = 93568$	$n' = 745$	$n''(= Q') = 572$
陽性者数	$Q = 948$	$Q' = 572$	$Q'' = 35$

$N = 123661$

$\quad = (25市町村の8〜21歳)160391$

$\quad \times (先行検査時の12市町村と25市町村の対象者数の比)0.771$

$\qquad n = (8〜21歳以上)93568$

$\qquad Q = 963 - 15 = 948$

$\qquad n' = 760 - 15 = 745$

第4章　甲状腺検査の結果　*21*

表2－3　本格検査：34市町村（検査期間：2015.4 ～ 2016.3)

	一次検査	二次検査	通常診療
検査対象者数	$N = 130643$	$N'(=Q) = 910$	$N''(=Q') = 504$
結果確定者数	$n = 89217$	$n' = 622$	$n''(=Q') = 504$
陽性者数	$Q = 910$	$Q' = 504$	$Q'' = 17$

$N = （8～21歳以上）130643$

$n = （8～21歳以上）89217$

$Q = 919 - 9 = 910$

$n' = 631 - 9 = 622$

　以上の3地域の先行検査と本格検査における検査対象者数と甲状腺がん患者数をまとめて表3に示します。

表3　3地域の先行検査と本格検査：まとめ

3地域	先行検査		本格検査	
	対象者数	患者数	対象者数	患者数
13市町村	29995	14	36730	17
12市町村	106361	56	123661	35
34市町村	115388	45	130643	17
合計	251744	115	291034	69

第5章
患者総数の統計的推定

患者発見率

　今回の福島県の甲状腺検査で、対象者全員が受診していませんし、受診者全員の結果が確定したわけでもありません。先の表3に示された患者数は検査結果の確定した人たちのうちの数です。3地域の先行検査ならびに本格検査を比較する場合、対象者中の患者の総数を知る必要があります。未受診者の結果は分からないので、統計学の方法を用いて患者総数を推定することにします。

　いま、検査対象者10万人のうち8万人が受診して、その全員の結果が確定したとします。8万人のうちでB判定を受けた人（B陽性者）が1000人いたとします。B陽性者の発見率は0.0125になります。

$$1000 \div 80000 = 0.0125$$

すると、10万人中には全部で1250人のB陽性者がいたと推定されます。

$$100000 \times 0.0125 = 1250$$

ところで、ここで推定された1250人はどの程度信頼できる数値なのでしょうか。もしかしたら1270人かもしれないし、1230人かもしれません。上限の数値や下限の数値はどの程度なのでしょうか。それを求めるのが統計学です。

統計計算の方法

　統計学の基礎はすでに発表したブックレットや論文で述べました（**資料4**）。それらを参照してください。ここでは具体的な計算方法を示すことにします。

　検査対象者数 N のうち結果確定者数を n とし、陽性者数を Q とすると、観察された陽性者の発見率は Q/n です。これを $\hat{p}$ とします（$\hat{p}$ は p hat、ピーハットと呼ぶ）。ここで $\hat{p}$ はあくまで観察された発見率であって「真の」発見率でないことに注意してください。対象者全員の結果ではないからです。

　そこで統計学では $\hat{p}$ に対して区間推定を行い、「真の」発見率の存在する範囲を推定します。そのためには予め一定の信頼度を設定する必要があります。信頼度100%は絶対に正しい範囲ですが、それは無限大になり意味をなしません。いま、例えば信頼区間の信頼度を95%にした場合、その区間に真の発見率が存在する確率が95%ということになります。

　そこで、観察された発見率 $\hat{p}$ から、予め適当な信頼度を決めて、ある下限値（p^-）とある上限値（p^+）に挟まれた「信頼区間」を求めます。「真の」発見率は p^- と p^+ の間にあるはずです。

　検査対象者数は N、結果確定者数は n でした。$\hat{p}$ に対する p^- と p^+ は以下の統計計算式で求めることができます。

$$p^\pm = \hat{p} \pm k \sqrt{\frac{1}{n} - \frac{1}{N}} \sqrt{\hat{p}\,(1 - \hat{p})}$$

　式中の k が信頼度係数です。この値は統計学の教科書に載っています。**表4**に信頼度と信頼度係数を掲げておきました。信頼区間の信頼度を95%にしたい場合は、$k = 1.96$ を当てはめます。

表4　信頼度係数

信頼度(%)	99.7	99.4	99.0	98.0	97.0	95.4	95.0
誤差率(%)	0.3	0.6	1.0	2.0	3.0	4.6	5.0
k	3.000	2.748	2.576	2.326	2.170	2.000	1.960

　上の例に戻って信頼区間を計算します。

　検査対象者数 $N = 100000$、確定者数 $n = 80000$、B 陽性者数 $Q = 1000$、陽性率 $\hat{p} = Q/n = 0.0125$ でした。

　信頼度 98％（$k = 2.326$）の信頼区間を設定します。これらの数値を上の統計計算式に入れて計算します。

$$p^{\pm} = \hat{p} \pm k \sqrt{\frac{1}{n} - \frac{1}{N}} \sqrt{\hat{p}\,(1 - \hat{p})}$$

$$= 0.0125 \pm 2.326 \sqrt{(1/80000) - (1/100000)} \ \sqrt{0.0125(1 - 0.0125)}$$
$$= 0.0125 \pm 2.326 \sqrt{0.0000125 - 0.00001} \ \sqrt{0.0125 \times 0.9875}$$
$$= 0.0125 \pm 2.326 \times 0.00158 \times 0.1111$$
$$= 0.0125 \pm 0.0004083$$

　計算から、$p^- = 0.01209$ および $p^+ = 0.01291$ が求まりました。

　すなわち、98％信頼区間は、0.01209 ～ 0.01291 となります。この値から、検査対象者10万人中の全B陽性者の数は、98％の確率で1209人～1291人の間にあると推定されます。「真の」値がここからはずれる確率は2％ということになります。

　観察された発見率 $\hat{p} = 0.0125$ から求めたB陽性者数の1250人は観察推定値です。10万人中に存在すると推定される全B陽性者の数を以下のように表記することにします。

　1250人（1209人～1291人）カッコ内は98％信頼区間

第5章 患者総数の統計的推定 *25*

甲状腺がん患者総数の統計的推定
···

　福島県の3地域における先行検査と本格検査について、それぞれ検査対象者の中の甲状腺がんの患者総数を、上の計算に従って統計的に推定することにします。計算例として34市町村の先行検査をとりあげます。

　表5に34市町村の先行検査の結果を示しました（表1−3と同じ）。Q'' は、この検査で発見された患者の数でした。

表5　34市町村の先行検査

	一次検査	二次検査	通常診療
検査対象者数	$N = 115388$	$N' = 1032 \rightarrow 1484$	$N''(= Q') = 637$
結果確定者数	$n = 83266$	$n' = 982$	$n''(= Q') = 637$
陽性者数	$Q = 1032$	$Q' = 637$	$Q'' = 45$

　一次検査対象者は11万5388人（$=N$）で、二次検査ならびに通常診療を経て患者45人（$= Q''$）が発見されました。ここから、一次検査対象者中の患者総数を推定することにします。

　そのために二段階の計算を行います。一段目は、一次検査対象者中のB陽性者の総数の推定です。二段目は、推定された全体の一次検査B陽性者中の患者数の推定です。得られた値は一次検査対象者中の患者総数に相当します。

一段目の計算

　前節の方法に従って、まず信頼度98％で、一次検査陽性者の発見率に対する区間推定を行います。

　統計計算式に、$\hat{p} = Q/n = 1032/83266 = 0.01239$、$N = 115388$、$n = 83266$、$k = 2.326$ を入れて計算すると、$p^- = 0.01192$ および $p^+ = 0.01286$ が求まります。この値から、一次検査対象者（11万5388人）中のB陽性者の総数は、1430人（1375人〜1484人）（カッコ内は98％信頼区間）、と推定

できます。

　実際に観察された陽性者の数は 1032 人でした。しかし、検査対象者中には 98％の信頼度で最大 1484 人存在した可能性があります。そこでこの値を二次検査対象者数とすることにします。表5の二次検査の欄で $N' = 1032 \rightarrow 1484$ と記載しました。

二段目の計算

　いま、二次検査対象者数 N' を 1484 人にしました。一方、二次検査の結果確定者 982 人のうち、B 陽性者は 637 人でしたが、その全員が検査を受けて最終的に甲状腺がん患者 45 人が発見されました。このことは、結果確定者 982 人全員の診断が確定したことを意味します。その結果、陽性者の発見率は $\hat{p}' = Q''/n' = 45/982 = 0.04582$ になります。

　統計計算式に、これらの値を入れて p^- と p^+ を求めますが、今度は信頼度 97％（$k = 2.170$）を採用します。N' を信頼度 98％で求めたので、最終的に信頼度は 95％になります（$0.98 \times 0.97 = 0.95$）。

　計算の結果、$p^- = 0.03740$ および $p^+ = 0.05424$ が求まります。ここから、二次検査対象者中の患者の総数は、

68.0 人（55.5 人〜 80.5 人）（カッコ内は 95％信頼区間）

と推定されます。

　推定された二次検査対象者（1484 人）の中の患者総数は一次検査対象者（115388 人）の中の患者総数と一致するはずです。結局、上の値が一次検査対象者中の推定患者総数になります。

3 地域の推定患者総数

　上の計算を 3 地域の先行検査および本格検査に適用し、それぞれ甲状腺がんの全患者数を推定しました。詳しい計算データは資料3に掲げました。結果をまとめて表6に示します。カッコ内は 95％信頼区間です。

表6　3地域の推定患者総数：まとめ

3地域	先行検査		本格検査	
	対象者数	推定患者総数	対象者数	推定患者総数
13市町村	29995	18.9(13.5~24.2)	36730	35.0(22.2~47.7)
12市町村	106361	71.3(62.0~80.6)	123661	61.1(46.8~75.4)
34市町村	115388	68.0(55.5~80.5)	130643	38.0(23.3~52.6)

　検査で実際に発見された患者の数は表3に示されています。それら
の値と表6に示されている推定患者総数とを比較してみてください。
推定値／観察値の比率が先行検査に比べて本格検査で大きくなっている
のが分かります。これは本格検査の結果確定率が低いためです。

　先行検査ならびに本格検査における3地域の人口10万人当たりの推
定患者総数を表7にまとめました。

表7　3地域の10万人当たり推定患者総数：まとめ

3地域	先行検査	本格検査
13市町村	63.0(45.0~80.7)	95.3(60.4~129.9)
12市町村	67.0(58.3~75.8)	49.4(37.8~61.0)
34市町村	58.9(48.1~69.8)	29.1(17.8~40.3)

　先行検査の3地域の10万人当たりの推定患者総数の95％信頼区間の
数値は互いに重なります。しかしながら、本格検査では、13市町村と
34市町村の患者数の信頼区間は重ならずに前者が後者より大きい値を
示します。これは、原発事故が甲状腺がんの発症に影響したことを窺わ
せる結果です。さらに詳しい解析はそれぞれの罹患率を比較することで
行うことになります。

第6章
罹患率の比較

罹患率の計算

　本書の目的は、高線量地域の13市町村、中線量地域の12市町村、低線量地域の34市町村について、それぞれ先行検査と本格検査の子どもたちの甲状腺がん罹患率を比較し、原発事故とがん発症との関連を検討することでした。

　罹患率は、ある集団において一定期間内（例えば1年間）に発生した患者数を、単位人口当たりの割合で示される、と定義されました。

　｛一定期間内の発病数÷人口｝× 1000（または10万）

　本書では、1年間に10万人当たり何人が小児甲状腺がんを発症したか、ということで罹患率を表すことにします。

　具体的には、

　　　　罹患率＝｛患者総数÷（対象者数×平均発症年）｝× 10万

で計算されます。

　ここで、患者総数＝対象者数×患者発見率でした。結果として以下の式が成立します。

　　　　罹患率＝（患者発見率÷平均発症年）× 10万

　　　　　　　＝（10万人当たりの患者数）÷平均発症年

　10万人当たり推定患者総数はすでに表7に示されています。3地域の先行検査ならびに本格検査それぞれにおける平均発症年を求めれば、それぞれの罹患率が計算できることになります。

先行検査における平均発症期間

　先行検査における平均発症期間を求めるにあたり、まず、12市町村の場合をとりあげて、その求め方を説明します。検査期間は2012年4月～2013年3月なので発症最大年齢は19歳になりました。各年齢の発症期間を図5に示しました。横軸は発症年齢の数です。8歳から19歳までの発症年齢の数は12になります。縦軸は各年齢の発症年です。

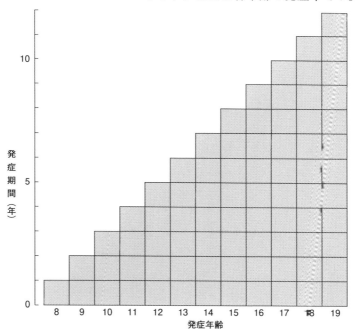

図5　12市町村先行検査の各年齢の発症年

　図5から、各年齢の発症年の総和は78であることが分かります。
$$1 + 2 + 3 + \cdots\cdots + 10 + 11 + 12 = 78$$
発症年齢の数は12なので、各年齢の平均発症年は6.5年になります。
$$78 \div 12 = 6.5$$

13 市町村の平均発症年

　図 2 の福島の甲状腺検査のスケジュールに示したように、13 市町村の先行検査は 2011 年 10 月〜 2012 年 3 月に実施されました。発症最小年齢が 8 歳なので、発症年齢は 8 〜 18 歳になります。各年齢の発症年の総和は 66 年なので、平均発症年は 6 年になります。

34 市町村の各年齢の平均発症期間

　34 市町村の先行検査期間は 2013 年 4 月〜 2014 年 3 月でした。発症最大年齢は 20 歳になり、発症全年齢は 8 〜 20 歳で、各年齢の発症年の総和は 91 年になります。それゆえ、平均発症年は 7 年です。

本格検査における各年齢の発症期間

　本格検査における各年齢の発症期間について、まず、12 市町村の場合について考えてみます。12 市町村の本格検査は 2014 年 4 月〜 2015 年 3 月に実施されました。先行検査から本格検査までの期間は、それぞれの中間時点の間隔である 2 年で、これが発症期間に相当します。図 6 に 12 市町村の本格検査の発症年齢と発症期間を示しました。横軸は発症年齢の数で 8 歳から 21 歳になります。縦軸は発症年で、先行検査から本格検査までの期間の 2 年です。本格検査の発症期間は先行検査と違って各年齢とも同じです。

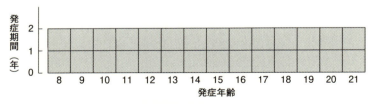

図 6　本格検査の各年齢の発症年

本格検査13市町村の各年齢の発症期間

　図2の福島の甲状腺検査スケジュールから分かるように、13市町村の本格検査は2014年4月～2015年3月に実施されました。先行検査から本格検査までの期間は、それぞれの中間時点の間隔とします。13市町村では2.75年になり、これが発症期間に相当します。

本格検査34市町村の各年齢の発症期間

　34市町村の本格検査は2015年4月～2016年3月なので、発症期間は2年です。

　表8に先行検査ならびに本格検査における3地域の発症期間（年）を示しました。

表8　先行検査と本格検査における3地域の発症期間（年）

3地域	先行検査	本格検査
13市町村	6	2.75
12市町村	6.5	2
34市町村	7	2

3地域の先行検査と本格検査の罹患率

　罹患率は以下の式で計算できます。

　　（10万人当たり推定患者総数）÷平均発症年

　表7と表8から3地域の先行検査と本格検査の罹患率を求めました。結果を表9に示します。カッコ内は95%信頼区間です。

表9　先行検査と本格検査における3地域の罹患率

3地域	先行検査	本格検査
13市町村	10.5(7.5~13.5)	34.7(22.0~47.2)
12市町村	10.3(9.0~11.7)	24.7(18.9~30.5)
34市町村	8.4(6.9~10.0)	14.6(8.9~20.2)

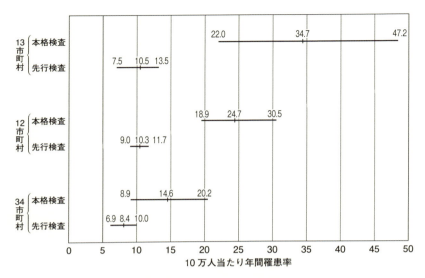

図7　先行検査と本格検査における3地域の罹患率（95％信頼区間）

　図7は表9をグラフ化したものです。

　先に図4の先行検査の結果から年間発症数を10万人当たり10人、100万人当たり100人と計算しました。表9の先行検査の3地域の罹患率を平均すると9.7になります。年間発症数が10万人当たり9.7人ということになり、先の計算とよく一致しています。

　表9と図7から分かるように、3地域のいずれにおいても本格検査の罹患率は先行検査より高く、それぞれ2倍から2倍以上にも増加しました。

　34市町村の先行検査の発症率が最も低いので、いま仮に、この値を福島県の8歳から20歳代までの原発事故の影響のない通常状態における甲状腺がんの「仮の通常罹患率」とみなすことにしましょう。

　先行検査と本格検査の3地域の罹患率を「仮の通常罹患率」とそれぞれ比較しました。表10に結果を示します。比較は、それぞれ、95％信頼区間の（上限値／下限値）〜（下限値／上限値）で表しました。

第6章 罹患率の比較　*33*

表10 「仮の通常罹患率」と3地域の罹患率の比較

3地域	先行検査	本格検査
13市町村	1.3(0.8~2.0)	4.1(2.2~6.8)
12市町村	1.2(0.9~1.7)	2.9(1.9~4.4)
34市町村	1.0	1.7(0.9~2.9)

　先行検査の罹患率を見ると、13市町村の場合は「仮の通常罹患率」の1.3倍（0.8〜2.0倍）、12市町村は1.2倍（0.9〜1.7倍）でした。このデータは先行検査期間で早くも原発事故の影響が現れていたことを窺わせます。

　一方、本格検査の罹患率は、放射線の高線量地域の13市町村で「仮の通常罹患率」の4.1倍（2.2〜6.8倍）、中線量地域の12市町村で2.9倍（1.9〜4.4倍）、低線量地域の34市町村で1.7倍（0.9〜2.9倍）に上昇しました。

第7章
結　論

　表9、図7ならびに表10の結果から、本格検査における3地域の罹患率の急激な上昇は、甲状腺がんの発症に原発事故が影響していることを明瞭に示しています。しかも罹患率の上昇は高線量地域で最も高く、中線量地域、低線量地域の順でした。チェルノブイリにおける甲状腺がんの発症と同様に、福島県における甲状腺がんの発症も放射性ヨウ素の内部被ばくが原因と考えるのが自然です。

第8章
被ばく発症の否認

　これまで見てきたように、一巡目の先行検査の段階では福島の小児甲状腺がんの被ばく発症は必ずしも明確ではありませんでした。2015年8月31日の第20回「県民健康調査」検討委員会で、二巡目の本格検査の途中経過の結果が発表されましたが、その段階で、先行検査と本格検査の結果の比較が可能になりました。福島における小児甲状腺がんの罹患率が、先行検査に比べて本格検査の方が高くなることが明らかになりました。

　われわれはその結果をブックレットや論文で発表しました（**資料4**の文献①、②、③）。そして、今回の解析で、いまや被ばくによる甲状腺がんの発症は紛れもない事実となりました。それにもかかわらず、福島県「県民健康調査」検討委員会は未だに被ばく発症の事実を認めようとしていません。検討委員会の被ばく発症の否認は、被ばく発症を認めたくない政府や電力会社、"原発ムラ"、国際原子力機関（IAEA）などの思惑に支えられています。

被ばく発症を否認する "国際原子力ムラ"

　国際原子力機関（IAEA）は、2015年8月31日、福島原発事故に関する最終報告書を発表しました（この日は第20回福島県「県民健康調査」検討委員会の開催日でした）。その中で、子どもの甲状腺がんについて、事故による甲状腺被ばく線量は低いとして、がんの増加は被ばくによるとは考えにくい、と早々に断じました。

　本論で示したように、明らかに原発事故が甲状腺がんの発症を高めて

います。IAEA の言うように被ばく線量が低いのであれば、低線量被ばくでも甲状腺がんが発症することになります。あるいは、被ばく線量が予想に反して高かったのかもしれません。

　もともと小児甲状腺がんは、IAEA など"国際原子力ムラ"がチェルノブイリ原発事故との関連性をみとめた唯一の病気です。その他のがんや疾病は原発事故とは無関係としています。原発事故では、被ばくに対する過剰な健康不安が最大の問題で、低線量の被ばくで健康障害など起こるはずがない、というのが IAEA の主張です。ちなみに、"国際原子力ムラ"とは、原子力平和利用（おもに原発）を推進する国際機関のことです。

　1996 年 4 月にオーストリアのウィーンで「チェルノブイリ事故後 10年：事故影響のまとめ」をテーマに国際会議が開催されました。この会議は、IAEA、ヨーロッパ委員会（EC）、世界保健機構（WHO）が主催し、その他の国連機関（UNSCEAR）、経済協力開発機構・原子力機関（OECD/NEA）などが後援した、いわば"国際原子力ムラ"総出の会議でした。

　この会議で、チェルノブイリ事故で被ばくした子どもを含めた多くの人たちの中に、がんなど様々な病気が発症したことが数多く報告されました。しかしながら、発病はストレスや心配から引き起こされたものとして、これらの報告は一切無視されたのです。

　唯一の例外は、小児の甲状腺がん発生率が著しく増加していることが認められたことです。小児甲状腺がんの被ばく発症については否定するいかなる理由も見つからなかった、ということでした。

　"国際原子力ムラ"にとっては、被ばく影響から人びとを守ることよりも、原発などの原子力産業を守ることの方が大切なのです。

　また、ヒバクシャの存在を認めたくない、というのが核保有国や日本など主要な IAEA 加盟国の態度です。ヒバクシャとは、核兵器の炸裂や原発事故による放射能が原因で病気になった人たち、健康不安を抱え

第8章　被ばく発症の否認　*37*

ている人たちを指します。核兵器や原発の管理は国家の責任です。ヒバクシャの発生は国家責任です。

　IAEAや日本政府が原発事故による甲状腺がんの発症を認めることは、新たなヒバクシャの認定につながります。そうなると、日本と世界の反核・反原発運動の火に油が注がれ、「平和利用」としての原発存続が危うくなる、そのような事態は何としても避けたい、というのがIAEAや日本政府の本音です。

「県民健康調査」検討委員会「中間とりまとめ」

　福島県「県民健康調査」検討委員会は、2016年3月に県民健康調査の「中間とりまとめ」を発表しました。甲状腺がんについて以下のように述べています。必要な箇所を引用します。

　　先行検査（一巡目の検査）を終えて、わが国の地域がん登録で把握されている甲状腺がんの罹患統計などから推定される有病数に比べて数十倍のオーダーで多い甲状腺がんが発見されている。このことについては、将来的に臨床診断されたり、死に結びついたりすることがないがんを多数診断している可能性が指摘されている。

　　これまでに発見された甲状腺がんについては、被ばく線量がチェルノブイリ事故と比べて総じて小さいこと、被ばくからがん発見までの期間が概ね1年から4年と短いこと、事故当時5歳以下からの発見はないこと、地域別の発見率に大きな差がないことから、総合的に判断して、放射線の影響とは考えにくいと評価する。

　　但し、放射線の影響の可能性は小さいとはいえ現段階ではまだ完全には否定できず、影響評価のためには長期にわたる情報の集積が不可欠であるため、検査を受けることによる不利益についても丁寧に説明しながら、今後も甲状腺検査を継続していくべきである。

検討委員会は今回の福島の小児甲状腺がん調査で従来の常識を超えたがんの発症は認めています。本書でも福島の小児甲状腺がんの「仮の通常罹患率」を 10 万人当たり 8.4 人（6.9 〜 9.9 人）と見積もりました（カッコ内は 95％信頼区間）。他の都道府県でも同じような結果になるかどうか、今後検討する必要があります。

　「中間とりまとめ」で、将来的な臨床診断や死亡の危険のないがんを多数見つけている、として、あたかも甲状腺がんの早期発見が必要ではなかった、無駄だった、不安を煽っただけだった、と印象づけるような主張がなされています。これは大変問題です。

　上の「中間とりまとめ」は先行検査についてだけしか述べていません。しかし、発表時点の 2016 年 3 月には、本格検査の結果もある程度出ていました。われわれはすでに本格検査で発見された患者の中に被ばく発症が存在することを示していました（**資料 4 参照**）。

　検討委員会には疫学の専門家も参加しています。おそらく、本書と同じような検討は既に行われていると推測されます。結果を発表しないのは検討委員会にとって不都合だからではないでしょうか。もし、福島の甲状腺がんに事故が影響していないという結果なら、すでに発表しているはずです。しかしもし、まだ疫学的検討をしていないのであれば怠慢としか言いようがありません。

福島県小児科医会の検査縮小の要望

　福島県小児科医会は、2016 年 8 月 25 日、福島県に対して甲状腺検査の規模の縮小を含め、検査のあり方を再検討するように要望しました。検査で甲状腺がんが多数発見されたことで、検査を受けた子どもや保護者、一般の県民にも健康への不安が生じている、というのが理由です。不安解消のため検査を縮小せよ、という要求です。

福島の小児科医がこのような一見非常識な要望を出す動機は、甲状腺がんの被ばく発症が現実味を帯びてきたことにあるのではないか、と疑っています。被ばく発症は認めたくない、という強い願望が福島の小児科医にあるのではないか。しかしながら、事実を明らかにしてそれに対処するのが医師としての役目ではないか。検査縮小の要求などは医師としての本来の責務を放棄するもので、あってはならないことだ、と思います。

小児科医会の検査縮小要求に対して多くの福島県民が不安と不信を抱くのは当然です。当事者団体を含め国内外120を超える諸団体から、検査を縮小せず、むしろ拡充してほしいという要望書が福島県宛に提出されました。また、福島県議会も9月の定例会で、「福島県民健康調査における甲状腺検診で、検査規模の縮小ではなく、検査の維持を求めることについて」の請願を全会一致で採択しました。

第5回福島国際専門家会議

「第5回放射線と健康についての福島国際専門家会議」が2016年9月26～27日に福島市で開催されました。「福島における甲状腺課題の解決に向けて」をテーマに国内外から200人が参加しました。主催は日本財団で、福島県立医大、長崎大学、笹川記念保健協力財団が共催しました。会議には、IAEA、UNSCEAR、WHOなど"国際原子力ムラ"のメンバーが参加しています。

議論の要約として、福島の検査で発見された甲状腺がんの増加は、被ばくの影響ではなく、集団検診の効果である、との見解が発表されました。理由として、年少の児童にがんの増加が見られず、県内全域で症例の頻度がほぼ同じであること、などが挙げられました。「過剰診断」論がここでも登場しました。

一方、会議では、鈴木眞一 福島県立医大教授から、2015年3月まで

に県立医大で手術した甲状腺がん125例についての詳細な報告がありました。報告は、皮肉なことに、「過剰診断」論を否定するものでした。

鈴木教授は、細胞診で「悪性ないし悪性疑い」と判定されてから実際に手術を受けるまでの間に、甲状腺がんが進行していた、と述べました。手術前後で比べると、およそ3割の甲状腺がんが40㎜を超えるまでに大きくなっていた、また、手術前は甲状腺がんの約8割はリンパ節に転移していないと思われていたのが、手術後、半数以上がリンパ節に転移していた、ということでした。

本書でも指摘したように、福島の検査で7歳以下の子どもたちに甲状腺がんは発症していません。しかし事故から6年経った今、事故当時2歳の子が8歳になります。これからどれだけ増えるのか大変心配です。

先行検査の結果は、甲状腺がんの発症が県内全域でほぼ同じ、と言っても大きな誤りはありません。しかし、問題は本格検査の結果です。それによると、高線量地域の13市町村で多く発症し、中線量地域の12市町村、低線量地域の34市町村がつづいています。国際専門家会議は本格検査の結果に目をつぶってしまいました。

2016年12月9日、笹川陽平 日本財団会長、山下俊一 福島医大副学長らが、福島県庁を訪れ、内堀雅雄知事に以下の内容の提言書を手渡しました。提言は、国際専門家会議の意見のまとめ、ということです。

- 甲状腺検査は個人と集団全体のリスクと便益、他の国々と同様のプログラム分析などを考慮した上で行うべき。健康調査と甲状腺検査は自主参加にすべき。
- 甲状腺の異常が発見された場合の対応や治療法を含めてコミュニケーションを行うことなどが検査を受けた人や家族には不可欠。支えるためのネットワークづくりと専門家が必要。
- 福島の経験を国際社会と共有するために国際機関と国内組織との共同事業を強化せよ。
- 県と国内外の関係機関との協力の一つとして、原発事故の健康影響

の低減と健康モニタリングに関する課題を取り上げる専門作業部会を設置せよ。

以上の提言について、「福島民報」は、「県民健康調査検討委員会で今後、提言を踏まえた検査の改善などを協議するとみられる」と報じました（2016年12月10日）。

当然のことながら、当事者諸団体は、福島県に対して甲状腺検査の継続と拡充を求める要望書を提出しました。

第26回検討委員会

2017年2月20日、第26回検討委員会が開催されました。席上、星北斗座長は、これまでの結果を検討するための第三者による甲状腺検査評価部会を5月から6月ごろをめどに開催するように提案しました。この提案は、前回の第25回検討委員会（2016年12月27日）で星座長から突然出されたものでした。設置の目的、委員の選考方法、運営責任などについての説明がされないままの提案でした。委員会では、当然、質問が相次ぎました。星座長は、「私は科学的、国際的知見から検証する第三者機関が必要だろうと福島県に球を投げた。ボールは県側にある。今日、資料が出ていないということは固まっていないのだろう」などと無責任な回答に終始しました。

新聞報道にもあるように、第三者機関設置の提案は明らかに笹川・山下提言にもとづいています。検討委員会の後の記者会見でも第三者機関について質問が集中しました。星座長は「（笹川・山下提言が）一つの判断材料であったことは否定しないが、日本財団だけ特別扱いというのは違う」、「笹川に言われたからつくるわけではない」などと述べました。

提言者の一人である山下俊一氏は、長崎大学副学長、福島県立医大副

学長、福島県放射線リスク管理アドバイザーなどを務めていますが、「放射能の影響はニコニコ笑っている人には来ません、くよくよしている人には来ます、これは明確な動物実験で解っています」との発言で有名になった人です。山下氏は、甲状腺エコー検査のデメリットや甲状腺被ばく発症否定を繰り返し主張しています。

　第三者機関がどのような結論を出すかは設置される前から明白です。どのような屁理屈をならべて甲状腺がんの被ばく発症を否定するのでしょうか。

第9章
核災害の被害の本質—ヒバク

ヒバクを否定する "放射能安全神話"

はじめに

2011 年 3 月 11 日、東電福島第一原発が爆発しました。3・11 は私たちの記憶に永く残る日となりました。2017 年 3 月で 6 年が経過しましたが、事故は未だ収束していません。溶け落ちた核燃料（デブリ）の状態も分からず、取り出す目処も立っていません。デブリを冷やすために毎日 300 ～ 400 トンもの冷却水を注入し続けていますが、それはそのまま放射能汚染水となって溜っています。除染も期待したとおりの効果を挙げていません。

人びとの放射能に対する健康不安も解消されていません。福島県内外に避難している人は今なお 8 万人以上もいます。にもかかわらず、政府は 2017 年 4 月に、帰還困難区域を除く多くの地域の避難指示を解除することにしました。それによって避難者への住宅補助などの補償が打ち切られることになります。

福島原発事故を受けて、内閣総理大臣は、原子力災害対策特別措置法に基づいて原子力緊急事態宣言を発し、年間 50 ミリシーベルトを超える地域を帰還困難区域、20 ～ 50 ミリシーベルトを居住制限区域、20 ミリシーベルト以下を避難指示解除準備区域に指定しました。今回、除染で 20 ミリシーベルト以下になった地域の避難指示を解除する、としたのです。緊急事態宣言そのものは今も解除されていません。

そもそも 20 ミリシーベルトは本当に安全なのでしょうか。国際放射

線防護委員会（ICRP）は一般公衆の被ばく限度を年1ミリシーベルト以下としています。その20倍の線量でも安全とする背景に、日本の放射線防護学の専門家が信奉する“放射能安全神話”があります。

“原発安全神話”の崩壊

1963年10月26日、東海村に建設された試験炉で日本の原子力発電がスタートしました。それを記念して10・26は原子力の日になりました。以来、政府、電力会社、“原子力ムラ”の専門家は、原子力発電は絶対安全という“原発安全神話”を作り上げ、2011年までに54基もの原発をこの地震列島日本につくってきました。

1979年の米国スリーマイル島原発事故でも、1986年の旧ソ連チェルノブイリ原発事故でも、日本の“原発安全神話”は揺らぎませんでした。しかしながら、この“安全神話”は3・11の福島原発事故を前に脆くも崩壊しました。どんなに科学的粉飾をこらしても“神話”は所詮神話でしかなかったのです。

今や、原子力規制委員会ですら「原発は安全」とは言えなくなっています。それでも、政府は原発を手放そうとしていません。原発を日本のベースロード電源と位置づけ原発の全面的再稼働をねらっています。さらに、海外に輸出しようとさえしています。それを支えているのは“原発安全神話”に代わる“放射能安全神話”です。

“放射能安全神話”の公式デビュー

2014年8月17日、朝日、毎日、読売、日経、産経、福島民報、福島民友の各紙に「放射線についての正しい知識を」と題する政府公報が1ページ全面広告として掲載されました。この日は、“放射能安全神話”宣言の記念日になるかもしれません。

紙面で、中川恵一 東大医学部附属病院放射線科准教授は「放射線について慎重になりすぎることで、生活習慣病を悪化させ、発がんリスク

を高めている」と宣告しました。曰く、いま世間には深刻な誤解がある、100ミリシーベルト以下ではがんの増加は認められていない、福島の甲状腺がんは大規模検査の結果である、生活習慣の悪化が発がんリスクを高めるのである、云々。

　さらに、レチィ・キース・チェム　国際原子力機関（IAEA）保健部長は「国際機関により設定された科学的な基準に基づく行動をとってほしい」、自然放射線は2.4ミリシーベルトもある、低線量の健康への影響はわからない、事故地域での被ばく限度は年間20ミリシーベルトだ、と宣ったのです。
のたま

　二人とも、原発を推進したい政府、電力会社、“原発ムラ”の本音を代弁しているに過ぎません。100ミリシーベルト以下でがんは発生しない、20ミリシーベルトは安全、これこそが「科学的国際基準」だ、自然放射能は一般公衆限度1ミリシーベルトの2.4倍もある、だから福島程度の放射能は安全だ、というのです。

　ここに“原発安全神話”に取って代わる“放射能安全神話”が鳴り物入りで登場しました。

　新しい“神話”の下で福島の避難地域の解除が進んでいます。“神話”には、福島原発事故は大したことでないもの、忘れてもよいもの、できればなかったものにしたい、という“願い”が込められています。

リスクコミュニケーション

　チェルノブイリ原発事故との関連で、“国際原子力ムラ”が唯一認めた病気が小児甲状腺がんでした。その他のがんや疾病は原発事故とは無関係で、まして低線量被ばくで健康障害など起こるはずがない、原発事故では、被ばくに対する過剰な健康不安こそが最大の問題である、というのが“国際原子力ムラ”の主張です。「被ばくに対する過剰な健康不安」を除くためにはリスクコミュニケーションが重要である、と“原子力ムラ”の専門家は主張します。

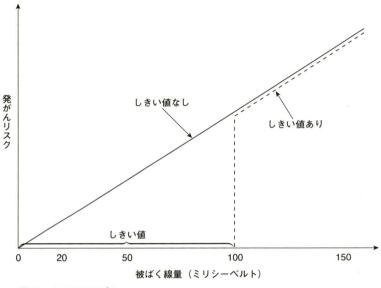

図8　LNTモデル

　リスクコミュニケーション（リスコミ）とは、災害や環境問題などにおけるリスクに関する正確な情報を、行政・専門家・企業・市民などのステークホルダー（利害関係者）の間で共有し、合意形成のために相互に意思疎通を図ること、と説明されています。
　福島原発事故の被害も、東電や国の謝罪や補償の対象ではなく、リスコミの対象である、と主張されています。そのリスコミの中核に"放射能安全神話"が位置づけられているのです。

LNTモデルと甲状腺がんの被ばく発症

　"放射能安全神話"の布教に努める日本の放射線防護学専門家にとって差し当たり最も目障りなのが、LNTモデルと福島甲状腺がんの被ばく発症の二つです。彼らはこの二大障害物の否定に躍起になっています。

LNT とは、Linear Non-Threshold の略で、しきい値のない直線、という意味です。0 ミリシーベルトを起点に直線的に発がんリスクが増加する、というのが LNT モデルです（図 8）。

　しきい値がないというのは、どんなに少ない放射線量であってもがんを引き起こす可能性がある、ということを意味します。LNT モデルは、放射線防護学の発展の到達点にあり、ICRP の標準理論でもあります。

　ところが驚くべきことに、日本の専門家は、この LNT モデルを否定しようと、過去も現在も一貫して努力に努力を重ねているのです。詳しくは島薗進著『つくられた放射線「安全」論—科学が道を踏みはずすとき』（河出書房新社　2013）を参照してください。

　彼らの動機は、広島・長崎の原爆症を小さく見せたい、あわよくばないものにしたい、という“人道的使命”にあるようです。ヒバクシャは出したくない、というのが彼らの“願い”です。これはもちろん、核政策を推進する権力へのすり寄り以外の何ものでもありません。

　しかし彼らの願いもむなしく、調査・研究が進めば進むほど LNT モデルはモデルを超えて実証されつつあります。

　また、“原子力ムラ”の専門家は福島の小児甲状腺がんの原因が原発事故による被ばくであることを認めようとしていません。しかしながら、本書で示したように、福島の甲状腺がんが被ばくによって発症していることは明らかです。チェルノブイリにおける甲状腺がんの発症と同様に、福島における甲状腺がんの発症も放射性ヨウ素の内部被ばくが原因と考えられます。被ばくによる福島の甲状腺がんの発症は誰の目にも明らかになるでしょう。

日本の放射線防護学専門家の実像

　日本の放射線防護学の専門家は“放射能安全神話”の布教に務めていますが、その一端を放射線医学総合研究所（放医研）に見てみましょう。放医研は、放射線の健康への影響の研究を担うわが国の中核的研究

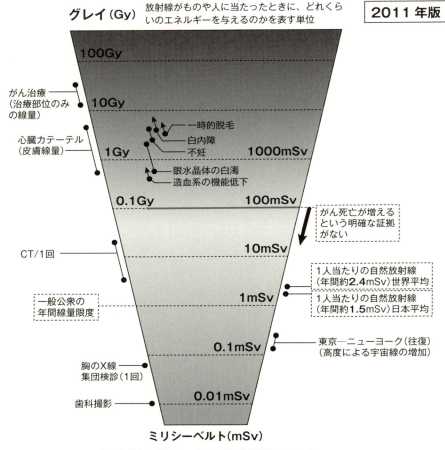

図9 放射線被ばくの早見図（放射線医学総合研究所）

所です。

　放医研は、原発事故直後に、事故由来の被ばくと他の被ばくとが比較できるように研究所のウェブサイトに「放射線被ばく早見図」を掲載しました。検索すると直ぐに出ます。「早見図」は2011年4月に公開されてから2012年4月、2013年5月と2回改訂されました。図9を見てく

第9章　核災害の被害の本質──ヒバク　49

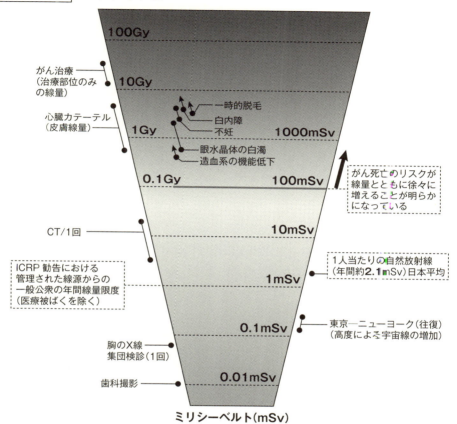

ださい。

　まず、100ミリシーベルトについて改訂しました。2011年版では、この線量以下では「がん死亡が増えるという明確な証拠はない」としていました。2012年版で、それをなんと、100ミリシーベルト以上では「がん死亡のリスクが線量とともに徐々に増えることが明らかになってい

る」と表現を180°変更したのです（矢印を逆転させた！）。これでは、0～100ミリシーベルトが、がん発生のない「しきい値」ということになってしまいます。LNTモデルの完全否定です。

つづいて自然放射線について。2011年版では、「1人当たりの自然放射線（年間約2.4mSv）世界平均」と「1人当たりの自然放射線（年間約1.5mSv）日本平均」とを併記していました。2013年版では、世界平均を削除した上で、「1人当たりの自然放射線（年間約2.1mSv）日本平均」と、日本平均を0.6ミリシーベルトもつり上げたのです（mSvはミリシーベルトを表す）。"原発ムラ"の拠点の一つである原子力安全協会の圧力といわれています。

さらに1ミリシーベルトについて、当初は、単に「一般公衆の年間線量限度」としていたのを、2013年版では「ICRP勧告における管理された線量からの一般公衆の年間線量限度（医療被ばくを除く）」に変更しました。1ミリシーベルトは、福島のような原発事故のあった地域の基準ではない、と注釈をつけたのです。これが日本の放射線防護学専門家集団の実像です。

自然放射能と人工放射能

LNTモデルは人工放射能の規制を目的につくられました。自然放射能はもともと規制の対象外です。"専門家"は、しばしば、人工放射能も自然放射能も放射能に変わりはない、自然放射能が2.4ミリシーベルトもあるのだから1ミリシーベルトは半分以下だ、大した量ではない、と説明します。

たしかに、自然放射能もできれば避けたい、と思います。しかし、宇宙創世以来の自然放射能をコントロールするのは困難ですし、たとえそれでがんになるとしてもそれは人類の宿命です。しかし、人工放射能は別です。これは人間が作ったものです。人災としての1ミリシーベルト以上は避けるべし、というのがLNTモデルの趣旨です。

つづけて"専門家"は言います。放射線は医療にも使われている、CTを一度浴びれば6.9ミリシーベルト被ばくする、放射線医療を否定するのか。

もちろん、医療の放射線量はできるだけ少なくすべきです。しかし、医療を受けるか受けないかは患者個人の自己サイドの問題です。ところが、原発事故や核兵器の放射能はわれわれの責任ではありません。政府、軍部、電力会社など権力サイドの仕業です。

ヒバクこそ核災害の被害の本質

原発事故や核兵器炸裂で発生した膨大な核物質は環境を放射線で汚染します。巨大な公害以外の何ものでもありません。核公害・核災害による被害は放射能に晒されることです。被ばくによって病気になるだけでなく、病気になるかもしれない恐怖も被害です。

病気発症の苦痛と病気発症の恐怖を強いるヒバクこそ核災害の被害の本質です。ヒバクによる苦痛・恐怖を強いられている人、それがヒバクシャです。

2014年5月の大飯原発運転差止めを命じた福井地裁判決で、樋口英明裁判長は、原発事故は人格権への侵害である、と明快に断じました。人格権とは、すなわち、個人の生命・身体・財産に関わる憲法上の権利です。ヒバクは人格権の侵害以外の何ものでもありません。

国や東電は福島のヒバクシャに対して謝罪し、十分な補償をしなければなりません。

住民には、ヒバクから逃れる権利があります。国や県、東電は避難者の生活を保障する義務があります。

ヒバクは人格権に係る問題であってリスコミの対象ではありません。

20ミリシーベルト安全論

政府や福島県は、いま、避難住民に対して年20ミリシーベルト以下

になった地域には帰れ、と言っています。しかし、原子炉等規制法や放射線障害防止法によって、原子力発電所外や放射性物質取扱い施設外に排出する放射線量は年1ミリシーベルト以下にするように厳しく定められています。この法律は、当然、福島原発事故以降の現在でも有効です。

では、なぜ、年20ミリシーベルトがまかり通っているのか。

先にも触れたように、3・11福島第一（福一）原発事故を受けて、内閣総理大臣は原子力緊急事態宣言を発しました。緊急事態宣言によって、福一に対しては原子炉等規制法や放射線障害防止法を適用しなくとも良いことになり、内閣総理大臣は被ばく限度を年20ミリシーベルトに定めたのです。

20ミリシーベルトの選択は国際放射線防護委員会（ICRP）の2007年勧告に従っています。ICRPは1986年のチェルノブイリ事故以降、原発事故が発生してもできるだけ避難者が少なくなるような基準づくりをしてきました。ICRPは住民の利益ではなく国や電力会社の利益を重んじる団体なのです。

ICRPは、以下の3つの被ばく状況を設定し、それぞれにおける年間被ばく線量の上限値と下限値を提案しました。
• 緊急時被ばく状況（事故原発から大量の放射能が放出されている）
　　20〜100ミリシーベルト
• 現存被ばく状況（大量の放射能放出は止まったが、線量が下がらず危険）
　　1〜20ミリシーベルト
• 計画被ばく状況：通常運転の原発から放出される放射能による被ばく
　　＜1ミリシーベルト

福一原発事故に関する緊急事態宣言では、緊急時被ばく状況の下限値20ミリシーベルトを採用したとされています。そして緊急事態宣言は現在も解除されていません。

つまり、福一から放出される放射線量に関しては、放射線被ばくの基

準値は年20ミリシーベルトになったままなのです。福一から出る放射能に限って、その被ばく限度は、沖縄だろうが北海道だろうが、日本中何処に行っても年20ミリシーベルトなのです。福島県だけのことではありません。

　一方で、福一原発以外の原子炉から放出される線量は、相変わらず、年1ミリシーベルト以下でなければならない、という奇妙なことになっています。

　ところで、環境省は、「原子力発電所の事故により放出された放射性物質による環境の汚染への対処に関する特別措置法」に基づいて福一放射能残土の基準を8000ベクレル／kgにしました。原子炉等規制法に基づけば100ベクレル／kgでなければならないことになっています。福一放射能はこれまでの基準の適用外にされ、日本中にばらまかれようとしています。

　環境省は、放射性廃棄物に含まれる放射性セシウムについて、「100ベクレル／kgは『廃棄物を安全に再利用できる基準』であり、8000ベクレル／kgは『廃棄物を安全に処理するための基準』です」と説明しています。この伝でいくと、1ミリシーベルトは「国民が安全に生活できる基準」であり、20ミリシーベルトは「国民を安全に処理するための基準」ということになります。

　ことほど左様に、今の日本には放射線被ばくに関して二重基準が存在しています。福一の放射能は他の原発の放射能より安全とでも言うのでしょうか。

甲状腺がんの被ばく発症を軽視・無視する脱原発運動

「バイバイ原発きょうと」の決議文
　原発ゼロをめざす市民運動の一環として、原発事故の起きた3月11

日を中心に日本各地で大きな集会がもたれています。私の住む京都でも、毎年、「バイバイ原発きょうと」と銘打った数千人規模の集会が催されます。この集会の呼びかけ人の一人に私も名を連ねています。

2016年の集会準備のための会議の席上、私は、「よびかけ文」に「福島の小児甲状腺がん多発の原因が原発事故であることは明らかです」という文言の挿入を提案しました。ところが、甲状腺がんの多発の原因が原発事故であると言うには「機が熟していない」（はっきりしていない、間違っているかもしれない、つまり小児甲状腺がんの多発は原発事故とは無関係かもしれない）という強い反論が出て、結局、提案は却下されてしまいました。脱原発運動の中枢で甲状腺のヒバク発症が否定されたのです。提案した私にとって大変ショックでした。本書で述べた結論は、その当時もすでに明らかだったのです。

本書でも指摘したように、小児甲状腺がんの原因が原発事故であるということを、福島県、福島県立医大、東電、国、"原発ムラ"（日本の、そしてIAEA、ICRPなど）は金輪際認めないでしょう。放っておけば絶対に「機は熟さない」のは明らかです。

原発事故による核公害・核災害の被害は放射能に晒されることです。被ばくによって病気になるだけでなく、病気になるかもしれない恐怖も被害です。核災害による被害の本質はヒバクにあります。

しかしもし、小児甲状腺がん"ですら"、原発事故と無関係というのであれば、原発事故によって他のがんや病気が起こるはずがない、ということになります。とすると、原発事故など恐れるに足りず、ということになります。私たちは原発事故で放出される放射能ががんを含めたさまざまな病気を引き起こす恐れがあるからこそ、原発に反対しているのではないでしょうか。

甲状腺がんが原発事故の影響でないとしたら、ヒバクによる病気の発症はなかったことになります。原発に反対する根拠が薄れます。まして避難計画など必要なくなり、安定ヨウ素剤の配布も不要です。福島の人

第9章　核災害の被害の本質—ヒバク　*55*

たちが避難する必要などまったくなかったことになります。

　原発事故は人格権への侵害です。しかしもし、がんなどの病気が原発事故で起きないなら、原発事故は人格権の重大な侵害に相当しないことになります。

　「バイバイ原発きょうと」の決議文については、紆余曲折を経て「福島県における小児甲状腺がんの発生と原発事故との関連も指摘されており、これらに対する国と東電の責任は重大です」という文言が導入されました。

全国革新懇・福島革新懇シンポジウム

　「原発ゼロをめざして今、福島から—あの日から5年」をテーマにした表記シンポジウムが、2016年3月6日、福島県二本松市で開催されました。主催は全国革新懇（平和・民主・革新の日本をめざす全国の会）と福島革新懇（平和・民主・革新の日本をめざす福島県の会）でした。その記録集（A4判、55ページ）が私の手元にあります。

　シンポジウムで、福島の小児甲状腺がんがどのように語られたのか、興味をもって記録集をひも解きました。驚くべきことに、小児甲状腺がんについて、主催者あいさつ、地元あいさつ、4人のシンポジストの報告、3人の福島現地からの報告のいずれでも一言も触れられていませんでした。巻末の16ページにおよぶ資料の中にも「小児甲状腺がん」という単語は一つも登場していません。あたかも福島原発事故では甲状腺がんは全く問題になっていない、と言わんばかりで、極めて異様な感じを受けました。

　しかしさすがに会場からは甲状腺がんについての質問が出され、二人のシンポジストがそれに答えています。その中で、シンポジウムのコーディネーターである伊藤達也氏が以下のような発言をしています。

　「（甲状腺がんが）事故が原因だという専門家と、チェルノブイリの場合に0歳から5歳までに66%が集中した、ところが、この（福島の患

者）116 人の中には、0 歳児〜5 歳児がゼロ、だから原発事故が原因とは考えられないという意見もあり、専門家の意見が完全に分かれています」

　この発言では、チェルノブイリでは、あたかも、0 歳から 5 歳の子どもたちが大勢甲状腺がんを発症した、という印象を与えます。しかし、それは大きな誤解です。

　伊藤氏は、菅谷昭氏らが発表したデータを引用したと思われます（http://www.rri.kyoto-u.ac.jp/NSRG/Chernobyl/saigai/Sgny-J.html）。

　それによると、ベラルーシで 1986 年から 1995 年までにがん登録された 15 歳未満の 420 人で、1986 年の事故当時の年齢分布は、確かに 0〜4 歳が 278 人と、全体の 66.2％を占めています。しかし、これはあくまで事故時の年齢で、発症時の年齢ではありません。

　菅谷論文と同様のデータを山下俊一氏が発表したベラルーシ・ゴメリ州のデータにも見ることができます（http://www.aec.go.jp/jicst/NC/tyoki/bunka5/siryo5/siryo42.htm）。

　ゴメリ州の小児甲状腺がん登録データから、1986 年から 1998 年までに、0 歳から 12 歳で、実際に甲状腺がんを発症した年齢と患者数をプロットすることができます。図 10 に結果を示します。

　甲状腺がん発症は、0〜3 歳まではゼロで、4〜6 歳で少数見られるようになり、7 歳で急激に上昇しました。図 10 は福島の小児甲状腺がんの発症を示した図 4 とよく似ているのがわかると思います（ただし、発症者の数はゴメリ州の方が断然多い）。福島では 7 歳以下の発症は認められていませんが、今後どうなるか予断は許せません。

　発症パターンが福島とチェルノブイリと違う、だから原発事故の影響は福島にはない、というのは全く誤解に基づいた解釈でした。伊藤氏らは「専門家の意見が分かれている」と言って専門家まかせにせずに自分から調べて自身の見解をもつべきです。

　原発核災害の被害の本質は、病気発症の苦痛と恐怖を強いるヒバクで

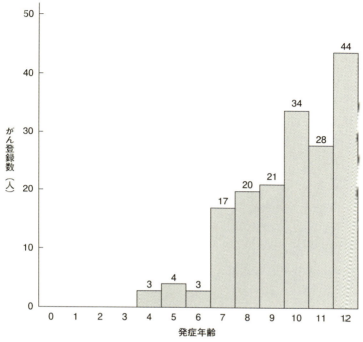

図10　ゴメリ州の小児甲状腺がんの発症

す。"放射能安全神話"にとらわれてヒバクから目をそらした脱原発運動は、結局は、福島の被害者や原発ゼロを願う多くの国民の願いから遊離してしまうと危惧します。

私の「陳述書」

　私は、いま京都地方裁判所で争われている大飯原発差止め訴訟の原告の一人です。最近、裁判所に提出する「陳述書」をしたためました。

　陳述書には、第1　原告の情報（氏名、住所、年齢など）、第2　大飯原発事故の場合の避難に伴う不安、第3　大飯原発事故の場合に想定される損害、第4　本訴訟に参加するに際しての思い（関西電力・国に対

する思い等）、の４項目について記入するようになっています。以下は、私の「陳述書」の第2、第3、第4の項目に記入した内容です。

第2項目（大飯原発事故の場合の避難に伴う不安）について：

大飯原発が"絶対安全"とは誰も保証してくれない。原子力規制委員会ですら原発が"安全"とは言わない。原発に近い自治体は事故が起きた場合にそなえて"避難計画"を立てているが、もし福島原発と同じような事故が起きたら手の施しようがない、と立案者自身が認めている。福島原発事故の際、米国政府は米国市民に80 km圏外に退避するよう勧告した。実際、福島事故では放射能プルームは30 kmのUPZ*をはるかに超えた。私の家は大飯原発から約60 km地点にある。夏の一時期を除いて風は普段若狭の方から吹いてくる。放射能プルームが襲ってくることは明らかだ。自家用車もないわれわれ夫婦は一体どこに逃げたら良いのか。結局は自宅に閉じこもって被ばくする以外にないのか。若狭に原発さえ無ければこんな心配は無用のはずだ。

＊UPZは、Urgent Protective action planning Zoneの略号で、緊急時防護措置を準備する区域の意味。

第3項目（大飯原発事故の場合に想定される損害）について：

大飯原発事故で琵琶湖が放射能汚染されたら、われわれ京都市民の飲み水はなくなる。結局、汚染水を飲むことになる。大気や水からの放射能内部被ばくによって健康被害を受けることは明らかである。国や東電、福島県は原発事故由来の内部被ばくによるがん発症を未だ認めていない。しかし最近私たちは、統計学的分析で福島の小児甲状腺がんの原因が原発事故であることを明らかにした。被ばくによる健康被害が小児甲状腺がんに留まるはずがない。大飯原発が事故を起こした場合、私の受ける最大の被害は"いのちの危険"である。たかが原発のために私はこれほどの危険を忍受しなければならないのか。

第4項目（本訴訟に参加するに際しての思い）について：

一昨年（2014年）5月の福井地裁の大飯原発差止め判決にもあるように、国民の人格権は日本の法制上最高の価値をもち、人格権を脅かす原発事故は万が一にもあってはならないことである。2013年9月から2015年7月まで原発は1基も稼働しなかった。しかし電力不足にはならなかった。最近関電は、原発再稼働の理由として電力不足でなく、経営上の問題を挙げ始めている。一企業の利益のために私や私の家族の生命財産を危険に晒すことはできない。これは圧倒的多数の市民の共通した思いである。再生可能な自然エネルギーの大幅導入で、エネルギーの自給自足も夢でなくなる。しかもそれによる雇用の増大も見込まれ、さらに CO_2 排出の激減も可能となる。

福島県、国、東電への要求

福島の甲状腺がん発症の原因が原発事故によるヒバクである事実を踏まえて、福島県、国、東京電力に対して以下の要求を行いたいと思います。

- 福島県は、原発事故による甲状腺がんの被ばく発症を認め、すでに発症した人、これから発症する人たちを早期に発見し、治療せよ。
- 東電と国は、甲状腺がん発症者に対して慰謝料と医療費を支払え。
- 国は、福島の小児甲状腺がん以外に被災者全員の疾病と原発事故との関連性を究明せよ。
- 東電と国は、原発事故被災者ならびに全国民に対して原発事故を謝罪し、全原発の廃炉を約束せよ。
- 国は、原発事故によるヒバクシャを二度と出すな。

　No more Hibaku !

　No more Hibakusya !

資 料

1．甲状腺と甲状腺がん

　甲状腺は、前頸部の喉頭下部から気管上部にある内分泌腺で、左右両葉と中央の峡部から成り、HあるいはU字形をしています（図11）。

　甲状腺は、身体の発育および新陳代謝を司るホルモン（チロキシン）およびカルシウム代謝を調節するホルモン（カルシトニン）を分泌します。チロキシンが欠乏すると、発育障害（クレチン病など）を起こし、過剰になるとバセドー病を起こします。

　チロキシンはヨウ素（I）を含むアミノ酸の一種です（図12）。ヨウ素は昆布やワカメなどの海草類に多く含まれているので、日本人はヨウ素欠乏にはなりにくいとされています。

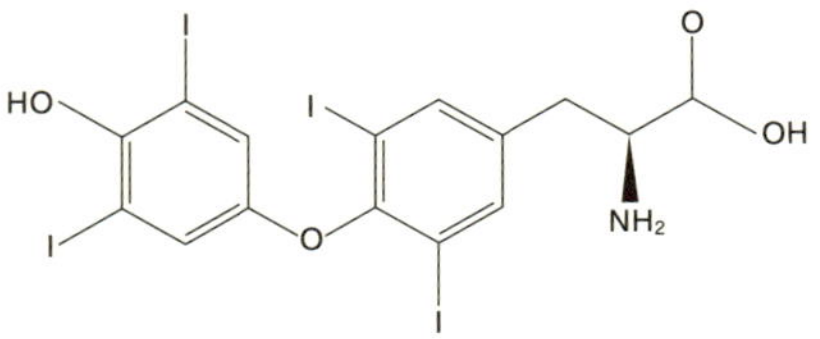

　原発事故で放出された放射性ヨウ素は容易に甲状腺に取り込まれ、チロキシンのヨウ素と置き換わり、内部被ばくの原因になります。放射性ヨウ素の取り込みを抑えるために安定ヨウ素剤を服用します。安定ヨウ素というのは非放射性ヨウ素という意味です。

　甲状腺細胞ががん化すると甲状腺がんになります。がんには、悪性度

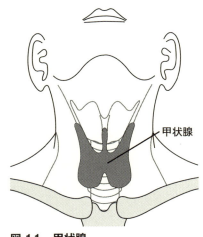

図11　甲状腺

図12　チロキシンの構造

の低いものと高いものがあります。

　悪性度の低いがんは分化型と呼ばれます。がん化した細胞がある程度成熟（分化）しているため、がん細胞の増える速度が遅くなります。それによって病気の進行が遅くなり、一般に手術などの予後が良いとされています。甲状腺がんのほとんどを占める乳頭がんと濾胞がんは、分化型です。乳頭がんは、がん細胞の形が"乳頭"に似ているところから名付けられました。胸にある乳腺とは無関係です。

　一方、悪性度の高いがんには、髄様がんや低分化がん、悪性リンパ腫（血液・リンパのがんが甲状腺にできたもの）などがあります。そのうちもっとも悪性度が高いのは低分化がんで、がん細胞が未成熟なため、がん細胞の増える速度が速く、病気の進行も速くなります。手術などの治療の予後は悪いとされています。

２．最小二乗法による計算

　観察値を結ぶ最適な直線 $y = ax$ は、最小二乗法を用いると、引かれた線からの各点のずれの二乗の和が最小になります。図４のデータの各点を最小二乗法により直線で結び、その傾斜を求めました。傾斜 a は次式で求めることができます。

$$a = \frac{n \sum_{i=1}^{n} x_i y_i - \sum_{i=1}^{n} x_i \sum_{i=1}^{n} y_i}{n \sum_{i=1}^{n} x_i^2 - \left(\sum_{i=1}^{n} x_i \right)^2}$$

　図４のデータから、サンプル数 n（7 〜 18 歳で $n = 12$）として、それぞれに対応する x、y、xy、x^2 を求めます。結果を表1 に示します。

　数値を上の式に入れて計算します。

$$a = \{(12 \times 914) - (66 \times 115)\} \div \{(12 \times 506) - 66^2\}$$
$$= (10968 - 7590) \div (6072 - 4356)$$
$$= 3378 \div 1716$$
$$= 1.97$$

表 11　最小二乗法のデータ

n	x	y	xy	x^2
1	0	0	0	0
2	1	1	1	1
3	2	3	6	4
4	3	2	6	9
5	4	6	24	16
6	5	9	45	25
7	6	12	72	36
8	7	10	70	49
9	8	13	104	64
10	9	20	180	81
11	10	23	230	100
12	11	16	176	121
合計	66	115	914	506

3．推定患者総数の統計計算のためのデータ

　3 地域の先行検査ならびに本格検査における推定全患者総数の統計計算に用いたデータを以下に掲げます（表 12 および表 13）。信頼度の％をカッコ内の数値で示しました。

表 12 － 1　先行検査 13 市町村

一次検査対象者数	29995
陽性者数／結果確定者数	200／25934
陽性者発見率（98％）	0.007712（0.007247〜0.008177）
推定二次検査対象者数	245（＝29995×0.008177）
陽性者数／結果確定者数	14／182
陽性者発見率（97％）	0.07692（0.05519〜0.09865）
推定患者総数（95％）	18.85（13.52〜24.17）

表 12 － 2　先行検査 12 市町村

一次検査対象者数	106361
陽性者数／結果確定者数	922／90639
陽性者発見率（98％）	0.010172（0.009874〜0.010470）
推定二次検査対象者数	1114（＝106361×0.010470）
陽性者数／結果確定者数	56／875
陽性者発見率（97％）	0.06400（0.05568〜0.07232）
推定患者総数（95％）	71.30（62.03〜80.56）

資　料　63

表12－3　先行検査34市町村

一次検査対象者数	115388
陽性者数／結果確定者数	1032／83266
陽性者発見率（98%）	0.01239（0.01192～0.01286）
推定二次検査対象者数	1484（=115388×0.01286）
陽性者数／結果確定者数	45／982
陽性者発見率（97%）	0.04582（0.03740～0.05424）
推定患者総数（95%）	68.00（55.50～80.49）

表13－1　本格検査13市町村

一次検査対象者数	36730
陽性者数／結果確定者数	340／25867
陽性者発見率（98%）	0.001314（0.01029～0.01600）
推定二次検査対象者数	588（=36730×0.01600）
陽性者数／結果確定者数	17／286
陽性者発見率（97%）	0.05944（0.03770～0.08118）
推定患者総数（95%）	34.95（22.17～47.73）

表13－2　本格検査12市町村

一次検査対象者数	123661
陽性者数／結果確定者数	948／93568
陽性者発見率（98%）	0.01013（0.009754～0.01051）
推定二次検査対象者数	1300（=123661×0.01051）
陽性者数／結果確定者数	35／745
陽性者発見率（97%）	0.04698（0.03599～0.05797）
推定患者総数（95%）	61.07（46.79～75.36）

表13－3　本格検査34市町村

一次検査対象者数	130643
陽性者数／結果確定者数	910／89217
陽性者発見率（98%）	0.01020（0.009760～0.01064）
推定二次検査対象者	1390（=130643×0.01064）
陽性者数／結果確定者数	17／622
陽性者発見率（97%）	0.02733（0.01679～0.03737）
推定患者総数（95%）	37.99（23.34～52.64）

4．今回の出版にあたって

　福島県の小児甲状腺がんに関して、既に以下の3篇の論文を発表してきました。

①宗川吉汪・大倉弘之・尾崎望『福島原発事故と小児甲状腺がん―福島の小児甲状腺がんの原因は原発事故だ！』（本の泉社　2015）

②宗川吉汪・大倉弘之「福島原発事故による小児甲状腺がんの多発」『日本の科学者』51（1），32-36（2016）

③大倉弘之・宗川吉汪「福島原発事故による小児甲状腺がんの多発（続報）」『日本の科学者』51（7），38-43（2016）

　これまでの解析は全て13市町村と12市町村について行いました。これらの地域の検査が進んでいたからです。

　①のブックレットと②の論文の内容は同じです。そこでは、一次検査、二次検査、細胞検査（通常診療）の3段階をそれぞれ独立と考え、それらの発見率を求めて全体の発見率を算出しました。その結果、25市町村の10万人当たりの推定全患者数は、先行検査で90.2人（72.9～110.8人）、本格検査で162.6人（105.3～239.6人）（カッコ内は95％信頼区間）、となりました。平均観察期間を先行検査で9.5年、本格検査で2.975年と見積もり、発見率（罹患率）を、先行検査で9.5（7.7～11.7）、本格検査で54.7（35.4～80.5）としました。

　その後、二次検査陽性者のすべてが通常診療の細胞診対象になるのではなく、一部の人たちは経過観察になっていたことが分かりました。細胞診受診者を選抜するもう一つの診断基準が存在していました。しかしそれは公表されていません。そこで、二次検査陽性者のうちの細胞検査対象者を未知数として、先行検査と本格検査で存在するであろう患者数を推定しました。それが③の論文です。

　③の論文では可能な全ての場合を取り扱っているので、本書の結果とほぼ一致する値も得られています。例えば、25市町村の推定全患者総数として、先行検査で78.1～118.4人、本格検査では72.3～152.4人

（それぞれ 95％信頼区間）という値を示しました。本書の表 6 の 13 市町村と 12 市町村の推定全患者総数と比較すると、概ね一致することが分かります。

しかしながら、③の論文の上記の値に対する発生率（罹患率）は、先行検査で 3.933 ～ 5.967、本格検査で 11.206 ～ 23.652（それぞれ 95％信頼区間）でした。

本書で今回示した 3 地域の罹患率は表 9 に示しましたが、上の二つの結果と異なっています。ちなみに 12 市町村の罹患率は、先行検査で 9.0 ～ 11.7（95％信頼区間）、本格検査で 18.9 ～ 30.4（95％信頼区間）でした。

今回の解析方法の改善点を以下に箇条書きします。

(1)これまでの検査で 7 歳以下の甲状腺がん発症は認められなかったことから、0 ～ 7 歳を検査対象の母数から省いた。

(2)これまで、一次検査、二次検査、細胞診（通常診療）の 3 段階を独立とみなしてそれぞれの発見率を求めた。しかし今回、二次検査の結果確定者全員の診断が確定したとして取り扱うことができたので、二次検査と通常診療とを融合させることができた。

(3)これまで、一次検査の陽性者をもって二次検査対象者としていた。今回は、一次検査の陽性率に対する信頼区間の上限から検査対象者中の陽性者の総数を推定し、それをもって二次検査対象者とした。

(4)先の論文では、先行検査の平均観察期間を 9.5 年とした（19 年÷2）が、今回は、8 歳以上を対象にしていることから、表 8 に示したように、13 市町村は 6 年、12 市町村は 6.5 年、34 市町村は 7 年とした。一方、先の論文では、本格検査の平均観察期間を 2.975 年としたが、今回は、13 市町村は 2.75 年、12 市町村と 34 市町村はそれぞれ 2 年とした。

以上のような改良を加えることで、今回はかなり精度の高い解析ができたものと思っています。

おわりに

　原発事故による甲状腺がんの被ばく発症はチェルノブイリで始まりました。福島でも被ばくで子どもたちが甲状腺がんになっています。福島をチェルノブイリに重ねあわせざるをえません。

　ノーベル文学賞を受賞したスベトラーナ・アレクシェービッチの『チェルノブイリの祈り―未来の物語』（松本妙子訳　岩波現代文庫 2011）の中から二つのインタビューを抜き書きしました。

「自分自身へのインタビュー」（29 ～ 33 ページ）

―人びとは忘れたがっています。もう過去のことだと自分を納得させて。

―（原発事故は）大惨事以上のものです。よく知られた大惨事とチェルノブイリを同列におこうとしても、それではチェルノブイリの意味が分からなくなります。

―ここでは過去の経験は全く役に立たない。チェルノブイリ後、私たちの住んでいるのは別の世界です。前の世界はなくなりました。

―最初はチェルノブイリに勝つことができると思われていた。ところが、それが無意味な試みだとわかると、くちを閉ざしてしまったのです。

―二つの大惨事が同時に起きてしまいました。ひとつは（ソ連崩壊）という社会的な大惨事。もうひとつは宇宙的な大惨事。チェルノブイリです。

―私はほかのことについても聞きたかったのです。人間の命の意味、私たちが地上に存在することの意味について。

——私は未来のことを書き記している……。

「核エネルギー研究所、元所長へのインタビュー」（242 ページ）
——連中が心配しているのは住民のことじゃない、政府のことです。政府
　の国であって、住民の国じゃないのです。国家が最優先され、人命の
　価値はゼロに等しいのです。

　チェルノブイリを福島と置き換えて読んでしまいました。そして日本
でも二つの大惨事が同時に起きています。向こうでは、ソ連崩壊とチェ
ルノブイリ。こちらでは、戦争法の成立と福島。日本国憲法を無視した
戦争法は日本崩壊と言わざるをえません。日本の今はそのまま『チェル
ノブイリの祈り—未来の物語』に重なります。
　私たちの原発ゼロをめざす運動が「心配しているのは住民のことじゃ
ない、政治のこと」にならないよう注意しなければならない、と思いま
す。甲状腺がんの被ばく発症という私たちの主張が「高度に政治的」と
評されたことがあります。住民の前に政治を置いてはいけない、政治は
あくまで住民のためでなくてはならない、と思います。
　がんの被ばく発症をうやむやにすれば、結局は加害者である東電や政
府を利するだけです。私たちは被ばくによる被害と向き合うことなしに
東電や政府、"原発ムラ" と真剣に対峙することはできないのではない
でしょうか。

著者紹介

宗川吉汪（そうかわ　よしひろ）

1939 年生まれ
東京大学理学部生物化学科卒　理学博士
京都工芸繊維大学名誉教授
生命生物人間研究事務所主宰
日本科学者会議京都支部代表幹事
専門：生命科学
単著：『生命のしくみ 11 話』（新日本出版社　2004）
　　　『遺伝子・性・誕生』（新日本出版社　2006）
共著：『自然の謎と化学のロマン（下）生命と人間・編』（新日本出版社　2003）
　　　『福島原発事故と小児甲状腺がん─福島の小児甲状腺がんの原因は原発事故
　　　だ！』（本の泉社　2015）ほか
訳書（共訳）：『ホートン生化学 第 5 版』（東京化学同人　2013）

福島甲状腺がんの被ばく発症

2017 年 5 月 10 日　第 1 刷発行

著　者　　宗川吉汪

発行者　　黒川美富子

発行所　　図書出版　文理閣
　　　　　京都市下京区七条河原町西南角 〒600-8146
　　　　　電話 (075) 351-7553　FAX (075) 351-7560
　　　　　http://www.bunrikaku.com

印刷所　　新日本プロセス株式会社

©Yoshihiro SOKAWA 2017
ISBN978-4-89259-810-4

Strategic Accounting

戦略 経理

経営を強くする

前田康二郎・高橋和徳・近藤仁 著

日本能率協会マネジメントセンター

はじめに

「経理」という仕事やポジションが周囲からどう見られているかということを、あなたは考えたことがあるだろうか。もし考えたことがなければ、今すぐに思い浮かべてほしい。それが、戦略的に経理を活かす第一歩となる。

　営業や開発・制作といった現場部門と違い、経理は個人の色が出にくいというイメージや先入観のある職種である。つまり、もし周囲が「経理＝ただ計算をしているだけの部署」というバイアス（偏見）を持ち続けているのであれば、あなたがどのように知識を得、スキルアップをし、日々の経理の仕事を工夫して行っていたとしても、そのフィルターによって他の経理社員と同じ評価しか得られないのである。

　このため私は、経理という仕事は、「自分のスキルをどう磨くか」と同時に「周囲にどう見られているか」ということにも労力も割かなければいけないのではないかと考える。得てして、経理の職にある人は、「裏方だから」と、自らのスキルアップに重点を置きつつも、経理の重要性を外部の人間に啓蒙・アピールできていないように感じる。それは、書店の書棚を見れば一目瞭然である。現に、今あなたが書店でこの本を手にとっていたとする。経理の棚と会計の棚、どちらが多いだろうか。圧倒的に会計の棚である。なぜか。「会計の棚」の業界の人達は「見せ方」が上手いからである。誰に対してか。経営者や一般の人、つまり「経理ではない」人々に対してである。

　一方経理はどうだろうか。自身の知識のスキルアップにばかり重点を置きすぎ、また「裏方だから」という謙虚さも重なり、経理そのものに関しての重要性を「経理ではない」人々に啓蒙、アピールをしてこなかったのではないだろうか。

　内面を磨き、謙虚さを持ち続けることは正しい。ただ、実際に書店でさえもこれだけ会計と経理の差が激しく表れてしまっているということに、

私は今の「経理」の現状に危機感を抱いている。すなわち、「もう今の時代、会社に経理の存在は必要ないのではないか？」という考えが広まりつつあるのではないかという危機感である。

　当然、私はこの考えには反対である。私は経理社員を経て独立し、現在はコンサルタントとしても仕事をしているが、その中で経理には、コンサルタントでも税理士でも、そして会計士でもできない、経理にしかできない会社の根幹に関わる仕事があること、そして経理社員の質によって会社の利益や損失が大きく変動する姿を数多く目にしてきた。

　ではこうした「経理の絶対的な必要性」を、経営者や経理に携わらない人たちに理解・認識してもらい、「経理」というあなたの職務を正しく評価してもらうにはどうすべきか。私は、それには二つの「戦略」が必要になると考える。

　一つ目は、会社の経営戦略に数字を意識、活用した戦略を組み込んでいくことを提案、実践することである。その実際の効果を通じて、経営者や現場に「戦略的経理思考」の必要性や重要性を「実感」してもらうことである。

　そしてもう一つは、あなた自身が経理のポテンシャルや可能性を理解し、「経営戦略には経理的な思考が必要」だと心から思えているかということである。あなたが「経理なんて誰がやっても同じだろう」と思っている限り、周囲はそれ以上の評価をすることはない。あなた自身が経理の可能性を信じていないのに、他人が信じるはずもないのである。当然、こうした過程で、あなた自身がいかに自分のスキル・キャリアを「戦略的」に積み上げ、会社に存在感を示していけるか、ということも重要である。

　ただ何となく仕事をして評価を得られる職種などない。優秀な営業社員であれば、取引先ごとに営業戦略を立てて訪問しているはずである。経理も同じである。「優秀な経理社員」になるには、「戦略」を立て、役員や社員一人ひとり、取引先などに対してどのように接して仕事をしていくのがベストなのかを考えなければならない。「他人がいつか評価してくれる」のを待つだけではなく、自分の頭で考え、自ら動いて自分の活躍できるフィールドを広げ、評価を得ていく姿勢が重要なのだ。

本書には、「優秀な経理社員」となるためのヒントが書かれているが、これを読んで、「参考になった」「つまらなかった」の批評で終わらせてはいけない。批評をしている間は、「何も行動していない」からである。大切なのは、この本をきっかけに「行動すること」である。本書を参考にしていただいても、反面教師にしていただいても構わない。本書が、皆さん一人ひとりのオリジナルの戦略や知恵を編み出し、提案、実行し、結果を出して活躍していただくための一助となれば、このうえない幸いである。

　　　　　　　　　　　　　　　著者を代表して　前田康二郎

目次

はじめに ………………………………………………………………………………… 003

第1章 「戦略経理」が会社を強くする

経理は会社組織になぜ必要なのか

経理は、「経理的思考」を会社全体に植樹する部署 ……………………… 014

経理は、扇の要にもなれば、足かせにもなる ……………………………… 016

CFOの役割を理解する ………………………………………………………… 018

CFOは経理に何を求めているか …………………………………………… 019

相互理解が経理の重要性認知のカギ ……………………………………… 021

経理部の資質で会社の数字も変わる ……………………………………… 022

個々人の「モラル」こそ、戦略経理の大前提 …………………………… 025

数字なき戦略は企業戦略に非ず。なぜ数字は必要なのか

数字なき戦略は経営判断を鈍らせる ……………………………………… 027

数字なき戦略は不正を助長させる …………………………………………… 028

数字なき戦略は着地点を見いだせなくなる ……………………………… 029

数字なき戦略は議論が堂々巡りに陥る …………………………………… 030

戦略経理は数字をセットにした「イメージ」をもつことが大切 ……… 031

第2章 戦略経理アプローチ

企業環境別戦略経理アプローチ

経理に求められる資質は「どの会社でも同じ」ではない ················· 044

老舗企業・大企業ではなぜ「経理部長的な」資質だけではダメなのか ··· 045

ベンチャー・中小企業ではなぜ「CFO的な」資質だけではダメなのか ···· 047

会社を四つに大別して戦略経理を考える ······························· 048

老舗企業では「変化」を受け入れる土壌作りを担う ····················· 049

大企業では知識を「深掘りできる」環境を最大限に利用する ·········· 055

中小企業では「フェイス・トゥ・フェイス」を活かした戦略経理 ············· 057

ベンチャー企業では「統制・統率できる」戦略経理 ······················· 058

業態別戦略経理アプローチ

製造業の戦略経理 ··· 061

非製造業の戦略経理 ·· 062

B to Bの戦略経理 ··· 064

B to Cの戦略経理 ··· 068

コンテンツ業界の戦略経理 ··· 069

第3章 戦略経理の強化策

積極的戦略経理に必要な「○○力」

なぜ経理作業「以外」の能力が、これからの経理社員に必要なのか ······ 082

7

何をキャリアアップの目標に定めるか ……………………………………… 083

数字の「センス」を拡散させる ………………………………………………… 084

ファシリテート力 …………………………………………………………… 086

選定力 …………………………………………………………………………… 089

プレゼンテーション力 ……………………………………………………… 090

トランスレート（言い換え）力 ……………………………………………… 095

共感を得る力 ………………………………………………………………… 097

咀嚼（そしゃく）力 …………………………………………………………… 101

戦略経理を強化するためのシステム導入方法

会計システムにおける導入時のポイント ………………………………… 105

販売管理・プロジェクト管理システム …………………………………… 107

債権管理システム …………………………………………………………… 109

経費精算システム …………………………………………………………… 111

クラウド・AIの可能性 ……………………………………………………… 116

第4章　戦略経理の実践事例

A社（年商25億円、製造業）の事例 ……………………………………… 134

　　会社概要／課題／なぜこうしたことが起こるのか／解決方法
　　／結果とその効果

B社（年商50億円、飲食業）の事例 ……………………………………… 139

　　会社概要／課題／なぜこうしたことが起こるのか／解決方法

／結果とその効果

C社（年商15億円、印刷業）の事例 ·· 144

　会社概要／課題／なぜこうしたことが起こるのか／解決方法
　／結果とその効果

D社（年商100億円、IT業）の事例 ·· 149

　会社概要／課題／なぜこうしたことが起こるのか／解決方法
　／結果とその効果

E社（年商400億円、サービス業）の事例 ································· 156

　会社概要／課題

第5章　これからの戦略経理の「働き方」と「ステップアップ」

——「自分の働き方」を職場状況に応じて戦略的にシフトする

どの環境でも活躍できる経理パーソンになるには
　何を日頃から心がけるべきか ·· 170
会社の経理は「何人」が適性なのか ·· 171
現代のトレンドは「少数精鋭」で「使える」人 ································ 174
究極の理想は「ワンオペレーション」ではなく「ツーオペレーション」····· 175
起業直後の会社での働き方 ·· 178
IPO準備企業での働き方 ·· 182
経営不振の状態にある会社での働き方 ······································ 187

9

合併、買収の際は、システムやワークフローはいったん

　主導権のある会社に合わせる ……………………………… 190

個人を強化し、戦略的にステップアップしていくための能力

情報収集力（社内外、国内外の人脈の形成）……………………… 192

英語力（海外との交渉）…………………………………………… 194

キャッシュフロー ………………………………………………… 196

交渉力（社内ルールの構築からM&Aまで）…………………… 197

国際税務 …………………………………………………………… 199

PDCA（Plan Do Check Action）…………………………… 201

KPI（Key Performance Indicator）………………………… 203

資本政策 …………………………………………………………… 205

おわりに ………………………………………………………………… 217

戦略経理実務ノート

I　戦略経理に期待される能力と役割 ················· 034
1経理とは／2会計がわからんで経営ができるか！／
3求められるバランス感覚／4管理会計と財務会計／
5会社規模ごとの経理の特徴／6経営者の経理への期
待／7経理部課長の必要なスキル（部下の視点から）／
8経理部門の必要なスキル

II　経営管理実践 ································· 072
1原価管理演習／2損益分岐点（会社の売上はいくら必
要？）／3売価の決定／4予算策定

III　経営戦略の枠組みと経理 ····················· 122
1全般／23Ｃ分析／3ＰＰＭ／4商品ライフサイク
ル／5アンゾフのマトリクス／6コダックと富士フィ
ルム／7管理会計のマトリクス／8部門別経理（赤字事
業は廃止すべきか？）／9損益計算書の活用

IV　財務・業務の視点 ··························· 160
1キャッシュフロー／2会社のお金はどこに消えた？
／3資金繰りを改善するには？／4グループ資金管理
／5資金調達／6為替管理

V　経営指標ほか ······························· 208
1全般／2ROE・ROA／3KFS（Key Factor for Success）

経営のキーワード集 ····························· 211

11

第 **1** 章

「戦略経理」が会社を強くする

経理は会社組織になぜ必要なのか

■━ 経理は、「経理的思考」を会社全体に植樹する部署

　昨今の経理を取り巻く環境は、厳しいと言わざるを得ない。

　実際に私のクライアントの中にも専任の経理部署を置いていない会社がある。1社の例を挙げれば、振込や経費精算、請求書の発行は社内の事務担当が行い、それ以外の仕訳の計上や税金計算、申告書の作成などは、税理士や外注業者にアウトソーシングをして処理するというものである。つまり、本来CFO（最高財務責任者）や経理部長といったポジションが行うべき作業はCEO（最高経営責任者）や会計士、税理士などが兼任、代行し、経理担当者がやるべき経理事務の作業は秘書や営業事務などが兼任をしているのである。

　私自身も、そのような組織運営をしている会社のCEOと月に一度面談をして、今後の経営方針や、現状の数字で何か問題点がないかなど一緒に検討する時間を設けているが、CEOにとっては、それで「十分」なのである。

　そのような形で業務がまわっている会社には、「結局、自分が会社員時代にいた会社の経理部門って、何をやっていた部署なのだろう」「経理はもう必要ない時代ではないか」「他の会社は無駄なコストを払っているのだな」という意見があってもおかしくない。

　しかし、実際にそうなのだろうか。それを検証するにあたっては、ここで、「そもそも経理というのは何をする部署なのか」ということを改めて考えなければならない。

　「経理は計算をするだけの部署」と考えている会社の場合、前述のような形で経理部門を置かず、社内コストを抑えることも一つの方法であろう。しかし私は、経理には計算以外にもそれ相当の役割があると思っている。その役割を考えるうえで、「企業戦略」というキーワードが浮かび上がる。

企業戦略というのは、その会社の「最新の顔」である。その「顔」が歪んでいるか、それとも整っているか。その印象の差は「数字」で決まる。実現可能性が高そうで、投資や期待したくなるような魅力ある数字か否か。それが「整った数字か否か」ということである。経理そのものの有無、そして経理に優秀な社員がいるか否かというのは、まずこの点において大きな差がつく。当然、経理メンバーの層が厚い会社が他社より有利であることは否定のしようがない。

　社内に経理部門を置いていない会社は、業務自体は回っていても、明確な数字の根拠に基づいた企業戦略を策定するのに、社長が一人で苦労していることが多い。企業戦略のコンセプトなど、数字以外の内容に関しては当然経営者が考えるべきことであり、社長の得意分野とも言えるが、それを実際の数字に落とし込む作業はそうはいかない。なぜなら、企業戦略のコンセプトには「制約」がないが、数字に落とし込むためには「さまざまな制約」があるからである。

　たとえば、数値目標を策定するうえでは、本来、「売上、利益ともに当然右肩上がりでなければならない」といったように、外部の金融機関が納得できるように、売上・利益がともに右肩上がりであり、なおかつ、内部の社員にとっては「頑張れば何とかなるかも」という現実性を帯びたものにしなければならない。ところが、社長一人で数字を作ると、「自分と同じマインドで社員100人全員が頑張れば、売上3倍は楽勝だろう」といった夢物語のようなハードルの高い数字目標になることが多い。そして、社長が作った数字の計画に部下が「ノー」を突き付けるのは難しく、「夢」のような事業計画、利益計画、企業戦略でも、そのまま社内で承認され、外部の金融機関の担当者に行き渡ってしまう。結局、社長や会社自身が、自らが作った予算計画が現実と乖離し過ぎていることに後から気付き、苦しめられることになる。なぜなら誰しも自分で自分のことは「客観視」できないからである。そして「自分と同じマインドで社員100人全員が頑張れば、売上3倍は楽勝だろう」という発想になってしまうのである。

　すると社員にとっては「とてつもないノルマ」「現実不可能な利益率」になってしまい、「そのノリについて行けません」、と、逆に会社全体のモチ

ベーションが下がってしまうこともある。

　このような事態を避ける意味でも、経理の存在は重要である。現実的な企業戦略とその数字策定の作業手法として、一般的には、まず社長の企業戦略のコンセプトを受けた後、経理が中心となって現実可能性の高い数字を策定したうえで改めて社長に提示し、最終的に社長や役員などで揉むという流れが考えられるが、この点で、経理は計数的な中心的役割を果たすことになる。

　ただし、たとえ社長から数字策定の命を受けた場合でも、社長の意を鵜呑みにして計算マシーンのように作成するのではなく、社長の認識漏れしている費用などがあれば、それらの数字をその時点で加えなければならない。そして、予算計画や着地計画などの数字自体を経理部長やCFOなどが情報を共有して、社内外のバランスを考え、現実と乖離した目標設定の数字となっていたら、「このような、1年目から高い数値目標を設定して未達になるとリスクが高いので、1年目、2年目までは、少し押さえて予算を達成できた、という事実を優先させて外部の信頼を得、3年目以降に大きく数字を伸ばす形に数字を調整していきませんか」というように、CFOや経理部長が情報を共有して社長を説得し、調整していくとよい。こうした連携は、経理なしでは不可能なのである。

■ 経理は、扇の要にもなれば、足かせにもなる

　社長と現場、それぞれから等距離の「客観的な立場にいる部署」、それが経理である。社長やその他各部門と「等距離」にあるということは、経理は「扇の要」の位置にあると言ってもよい。経営者や各部門を「数字」という「要」でしっかりと固定し、支えること、それこそが「バランスのとれた経営戦略」につながるのである。

　ところが、それがうまく機能していない場合、経理は「ただの足かせ」になってしまう。これは、経理が「数字を根拠に、口うるさいことを上から目線で言うだけの部署（＝口だけで言うのなら誰でもできる）」「数字が良いか、悪いかだけを言って、何の提案もしない部署」と社内に認知され、意

見をしようものなら「せっかく士気を上げようとしているのに足手まといだ」などと思われてしまっているような場合である。

経理の仕事の一つは、社員に「数字に関心を持ってもらう」ことである。もし経理が足かせのように思われていれば、皆、数字嫌いになる。一方で、扇の要として「経理からの数字の助言は役に立ち、助かる」と現場社員に認識してもらうことができれば、数字に最低限の関心を持つようになる。そのためには何が必要だろうか。それは、プラスアルファの情報として「現場が即座に得をする情報」を提供することである。

「今月受注した金額を前年対比でパーセンテージなどを使って報告すればアピールできますよ」「この悪い数字をそのまま報告したらきっと怒られますから、『このような原因で今月は数字が悪かったのですが、来月はその点は解消されるので大丈夫です』と原因と対策を一緒に報告すれば怒られないと思いますよ」といった、「ベタ」なことでもいい。つまり、社員たちに「数字を理解することによって自分に得がある、評価が上がる」ということを知らせることによって、経理に対する印象は、次第に「経理は計算するだけでなく、有用なアドバイスをくれる部署」「自分たちの評価まで気遣ってくれる部署」というものに変わっていく。「現場社員を味方につける」ということは、社長が「経理は大切な部署だ」と認識するための「戦略」の一つなのである。

ある会社で、社内の誰に感謝をしているかの投票をした際、社員の実に半分が経理の事務員の名前を書いたという話を聞いたことがある。日頃、経理の職員を「事務など作業ができれば誰でもいいし、そもそも現場とは関係のない存在」という程度にしか思っていなかった人達は、大変驚いたそうである。その事務員は、現場社員が請求書や領収書を経理に持ってくる際には社員の体調を気遣ったり、社長に叱られていた社員を励ましたり、時には若手社員にビジネスマナーなどを教えていたという。経理は、「数字」を介して全社員とコミュニケーションをとれる仕事であるが、それを活かすかどうかは経理社員次第だ。そして、そのポジションの重要性を社長が認識できるかどうかで、会社全体の「まとまり」や「数字」にも大きな影響を与えるのである。

CFOの役割を理解する

　ここで、CFOについて触れておきたい（CFOを設置していない会社もあると思うが、その場合は、「経理担当役員」としてお読みいただきたい）。

　CFOは、当然ながら、最も経理に近い、会社経営に携わる業務執行権のある人間である。このCFOが経理の重要性を理解・認識し、経理職員を信頼、活用しない限り、CEOや営業担当の取締役などにも、経理の重要性や仕事の成果は認識されない。このため、**CFOが経理に「何を求めているか」を理解し、それに応えるということは非常に重要**だ。経理社員も、こうした「戦略」を立てたうえで仕事に臨むという姿勢が欠かせない。

　CFOは立ち位置が難しいポジションだと、私は思う。というのも、その会社の状況によって役割が「日々変わる」からである。具体的に言えば、経営方針などはCEOと共に会社のフロントに立つ立場として考えなければならないが、社内の数字に関する内部情報の把握に関しては管理部門のトップとして経理部長らと共に考えなければならない。一方で、投資家等に対しては、今度は財務責任者のトップとして対応をしなければならない。手を動かすような実務作業は部下が行うことが多いはずだが、対応、判断をする作業が非常に多く、そして何より「瞬発力」が求められる。判断が「遅い」ことが状況を悪くすることが多いからである。

　周囲のCFOに「CFOの仕事とは何か」と伺ったところ、「CEOを説得すること」や「CEOのパートナー」という回答が返ってきた。前者の指摘は、言い得て妙だと思う。一方、後者については少し補足が必要かもしれない。

　急成長によって海外展開、新規事業、IPOなどを目指す場合や、反対に業績不振で事業縮小、本社売却、リストラ等の手段をとらなければならなくなった場合など、会社の環境が大きく変わろうとしている時、多くの一般社員は少なからず「変化」に対して敏感になる。このような会社の経営戦略の変化によって負担が強いられる社員、あるいは自分自身に悪い影響が及ぶのではという不安を感じる社員のストレスの矛先は、実はCEOではなく、CFOへ向かうことが多い。会社の変化というのは、資金も動くこ

とが多い。CEOとCFOであれば当然数字の面ではCFOのほうが知識に明るく、金融機関や投資家などとの関係や親交も深かろうと一般社員は考えるため、「CFOがCEOにうまくとりいって良からぬことを画策している」という、あらぬ噂がまことしやかに語られることさえある。

だからこそ、「CFOはCEOを説得するポジション」という「意識」が非常に大切なのである。一見並んでいるように見えて、半歩下がって後ろからCEOの背中を押し、また一方では社内の意見をくみ取ってCEOを説得する役割。このような役割がバランスのとれたCFOの立ち位置であり、そのようなCFOのいる会社が安定、成長していくのではないだろうか。

CFOは経理に何を求めているか

「バランス感覚のある経理社員」であるためには、上記のようなCFOの役割、あるべき理想の立ち位置を経理社員は理解をしたうえで、経理社員としてどのような役割を果たせばよいか、また、CFOと経理社員との関係性をどう構築すればよいかということを常に考えて行動する必要がある。

その点を考えるには、まずCFOが経理に何を求めるかを理解する必要がある。

あるCFOは、CFOの役割は「情報開示」だとおっしゃっていた。会社というのは、あくまでも「数字」をベースに資金調達や事業運営などを行うべきであり、金融機関や機関投資家とも誤解を招くような誇張などのない情報を「共有」し、正しい判断をしてもらう必要がある。それには、当然、CFOがその基礎となる「正しい」数字を掴み、正しく会社の状況を理解していることが必要不可欠だ。

この「正しい」数字の作成、分析と、その伝達といった側面において、経理社員の手腕が試される。表面上の正しさ、つまり貸借一致、預金の実査などの正しさは、税理士や会計士でもチェックを行うことができる。経理としてはそのような業務も当然必須であるが、**CFOが求めているのは、会社の事業内容を正しく理解したうえで、結果的に出てきた数字が正しく会社の現状を表しているかを判断し、現状と数字をリンクさせて報告してほしい**ということなのである。

たとえば、CFOが経理部長などに「なぜ今月はこの部署はこんなに数字が悪いのだろうか。先月の役員会でも何も聞いてないし、私では思い当たることがないのだけれど」と、唐突に尋ねることがある。その際に、反射的に答えられる人と答えられない人がいる。その違いは、上がってきた伝票、集計された数字が本物かをチェックしているか——つまり、「会社帰りに自社の店舗に寄ったらあんなに閑古鳥が鳴いていたのに、本当にこれだけ売上があったのだろうか。予算の未達を叱責されるのが怖くて架空の売上報告をしていないだろうか」「先週、営業が月末に大型案件がとれたと騒いでCFOにも報告していたが、その売上が入っていないということは、それから何かトラブルがあって失注したか保留になっているのだろうか」など、頭の中で想定していた数字と実際に算出された数字とが乖離していた場合、伝票の処理ミスの有無だけでなく、計上漏れがないか、偽装された証憑が入り込んでいないかなど、その数字が事実に基づいた結果なのかということを包括的に確認しているか——ということである。

　そのためには、当然、その会社の「事業内容の把握」と、前述のような「現場社員とのコミュニケーション」、つまり、その人がどのような仕事をし、どのような課題に直面しているかを把握していることがカギとなる。

　例えば、ある現場社員が予算達成に苦慮しているのをあなたが知っていたとする。ある月の数字を見たCFOから「○○の実績が芳しくないようだ。この間話を聞いた時には、好調だと話していたのに」と話を受けたあなたは、どう答えるだろうか。ただ「そうですか。でも、それが正しい数字です」と返答するだろうか。それとも、「○○さん、最近予算が毎月達成できなくて、何とかしないと、と悩んでいたようなので、確認も含めてフォローしておきましょうか」と返答するだろうか。

　CFOをはじめとした役員に「どう、順調？」などと聞かれれば、多くの現場の責任者や担当者は、実際は絶不調だったとしても「はい、絶好調です！」などと返答するだろう。こうした現場の状況の把握というのは税理士や会計士には当然できず、多々業務があるCFOもまた同様である。**現場の状況が数字にどのように影響しているかという情報を把握できるのは、日々そうした現場と接している経理部のそれぞれの担当社員だけ**なの

だ。

そのような中で、単に「伝票と帳簿の一致」の確認のみでチェックを終了してしまっているだけだと、経理社員同士では「正しい数値管理」をしているという認識なのだが、CFOから見るとそうとはいえず、評価も得にくい。常に自分なりに集計された数字と現状の社内の状態をイメージし、合致しているかどうかを自問自答しながら仕事することが重要だ。そうすることで、CFOが求める正しい数字と情報を適時・的確に提供できる、理想の経理社員への道が拓ける。

■ 相互理解が経理の重要性認知のカギ

逆に、経理は何をCFOに求めるのかといえば、「自分達の部門の重要性や意見を、CEOをはじめ職場全体に伝えてほしい」「自分自身の業務のやり方、現場とのコミュニケーション、部下のマネジメントについての相談相手、アドバイザーの役割を担ってほしい」といったことではないだろうか。

CFOの経歴も近年はさまざまである。企業の経理部長からステップアップした人もいれば、税理士、会計士から転身した人もいる。銀行や証券会社、投資会社など金融機関から転身した人もいる。あるいはまったく会計の実務は行ったことがない人がCFOになるケースもある。こうした人材がCFOになるとき、「自分よりも実務経験年数が少ない人物に、経理社員を率い、束ね、また経理が抱える課題を克服することができるのだろうか」と不安に思う経理社員も少なくないのではないだろうか。

確かに経理の実務経験者であった方がいいという側面もあろう。しかし、「経理畑出身ではない人と一緒に仕事をする」ことをもっとポジティブに捉えてもいいのではないかと私は考える。

経理の特徴の一つに、「日中、外出する機会がない」「外部の人と知り合う、触れ合う機会がない」ということが挙げられる。外出するといっても金融機関先や支社、自社運営の店舗だけ、外部の人と会うといっても金融機関、税理士、会計士くらいが多く、転職でもしない限り、その会社の中が「すべて」になってしまうのである。そのような比較対象がいない、閉

ざされた環境の中で「工夫をしろ」「独自性を持て」と言われても難しい。だからこそ、経理以外の環境を経験しているCFOというのは、自分にはないさまざまな経験談や考え方、視点を提示してくれる存在なのである。

現場部門出身のCFOであれば、原価計算や在庫など、現場から見た経理、現場が求めている数字は何かということがわかるであろうし、金融機関出身のCFOであれば、金融機関が会社を評価する際に、まず全体の数字のどこからチェックをするか、どのような質問を会社にし、どのような基準で会社に対する評価を判断していくかということがわかる。経理をとりまく環境（現場部門や金融機関など）が、経理部門に「何」を求めているかがわかれば、「何をすべきか」がおのずと見え、「外部機関・現場部門・CEO⇔CFO⇔経理」という連携、連絡、理解がスムーズにいくようになるのである。当然それは、会社自体の数字や評価にも良い影響を与える。

何が経理に求められているのかを知り、そのうえで経理が今取り組んでいる課題などについてCFOなどに積極的に相談・発言をすることによって、経理は何を目標に考えていて、何に悩んでいるのか、どのようにスキルアップをしようとしているのかを広く発信でき、また、その課題について、違った経験・視点からのアドバイスを受けることができる。

このような連携がとれ、お互いに現状を理解できれば、「経理は計算するだけの部署」という認識は決して生まれない。「経理」に意味・意義を感じていない会社は、こうした関係性がうまく機能していないのである。

経理は仕事の性質上、どうしても社内では受身になりがちだが、コミュニケーション自体が苦手という場合であっても、少なくともCFOと経理社員で月に1回はミーティングをセットし、役職の上下関係なくざっくばらんに考えを述べ合う機会などを設けても良いと思う。**経理⇔CFOの連携は、良い数字作り、経営戦略にとって不可欠である。**

■■ 経理部の資質で会社の数字も変わる

経営者が経理部門の必要性、重要性を認識することは、営業、製造などの現場部門などと比べると難しい。なぜなら、バックヤード部門出身の経営者自体が少ないので、「ずば抜けて優秀な経理社員」にでも出会わない限

り、その重要性を感じることができない。とはいえ、良いバックヤードの社員を確保している会社はやはり盤石であり、それを大いに活用している。

　営業などの現場社員には、目標数字など最初から期待値があるため、期待以上の結果を出せばそれに見合う評価をされ、反対に結果を出さなければそれなりの評価を下すが、バックヤードの社員に対しては、どちらかというと「最低限これくらいやってくれれば」という見方である。過度な低い評価をされない点では、心理的負担は現場社員に比べれば少ないが、その反面、かなりの結果を残しても評価には結び付かないことが多い。経理社員に対しては、「これくらいの年俸で、計算・分析・報告してくれればそれでいい」という程度の期待値かもしれない。このため、バックヤードの社員が、社長が目を丸くするほどの実績・結果を出し評価を得るというのは、とてもハードルが高いのである。

「経理はコスト部門で売上を生まない」などとよく指摘をされるが、私は目先の金銭だけにとらわれず、より俯瞰して会社を眺める必要があると思っている。たとえば、優秀な経理部であれば、経理部の管理コストが年間２千万円だとしても、その分析力と提案力を駆使して、管理コストどころか何倍もの売上、利益、コストカットなどにつながる良い数字の情報（利益改善の提案など）を会社に提供している、ということである。

「そんな力は経理部にない」と思う人もいるかもしれないが、私の経験上、それは起こり得るのである。コンサルティングで入ったある赤字会社が、１年で黒字転換した。売上高が変わらないのに、利益が１億円変わったのである。他のコンサルタントや経理メンバーと一丸となって業務改善をし、さらに黒字になる改革提案を社長に繰り返すことで、実際に１年で結果は出たのである。これがもし経理部をリストラしてしまっていたら、赤字になっていた原因さえわからないまま資金が底を突き、倒産していたことであろう。

　しかし残念なことに、多くの会社は、自動化、バックヤード部門のコスト削減で、こうしたチャンスを限りなく０％にしている。そのすべてを否定するわけではないが、実にもったいないことだと思う。実際に上記のよ

うな経験をした者でないと、その重要性と有用性は認識しにくいのである。

　経営、特に**「会社の数字を上げる」ということについて、私は会社のありとあらゆる部門を利用すべき**だと考える。バックヤード部門の価値や存在意義を見直し、実際に価値あるものに磨き上げることも、売上や利益につながる作業の一つであろう。部署に関係なく、あらゆる分野の優秀な人材の確保がその競争優位性も高めることにつながる。当然、数字に明るい人材、つまり経理もその一つである。

　このような視点に会社が「気づかない」「蓋をしている」のは、前述のように経営陣の中にバックヤード部門出身の実務経験者が少ないことが挙げられるだろう。だからこそ、経理部門は他部署に劣らず、経営陣とも定期的に密なコミュニケーションをとったほうがよいと考える。

　プロ経営者と呼ばれる人が赤字会社を1年で黒字化したり、反対に、去った途端にその会社が赤字に転落したりすることがあるように、経理部門にも、会社を黒字にできる社員と、赤字にさせてしまう社員がいるのである。

　経理は社長よりも早く会社の数字の結果を見ることができる部署である。そのフレッシュな数字をどのように経理がさばくかということが、経営者の経営判断にも影響を及ぼすのである。経理がフレッシュな数字を短時間で小気味よくさばいて経営陣に提示できれば、そのフレッシュさをキープしたまま、さまざまな用途にその数字を活用できる。一方で、時間をかけてまごまごと処理をした結果、無駄を大量に出し、鮮度のなくなった数字を経営陣に提示すれば、その用途は限りなく少ない。1ヵ月前の数字を出されたところで、使い道はほとんど残っていないのだ。この違いで経営判断のスピードやその効果も大きく違ってくることは、想像に難くない。

　また、報告の際に、ただ「数字ができました」ではなく、「このような数字の兆候が出ているので、判断材料にしてください」と一言添える、というように、**経理社員自身も自分なりの数字の判断をし、自分の色をもっと出していくべき**である。それが機械の自動計算では出せない「味」であり、

そこから数字を受け取った上司や経営陣などとの「会話」が始まり、「数字に基づいた経営戦略」というものが生まれるのである。

経理に本当の意味で「数字のわかる人」「数字をさばける人」のいる職場は黒字だが、その人が去った瞬間に赤字へと反転することが起こるのはこうした理由があるからではないか。経理部門の人材、資質は何よりも会社経営、経営戦略にとって大切なのである。**「経理部門に誰を配置するか」ということから、既に「経営戦略」は始まっている**のである。

━━ 個々人の「モラル」こそ、戦略経理の大前提

経理社員にとって、必要な資質とは何か。会計・税務などの知識、統率力などのマネジメント力、グローバル化に伴う語学力など、その人それぞれに置かれている職場環境によって挙げることができるだろう。しかし、その筆頭として、**「モラル」**をまず挙げなければならない。

なぜ会社に経理が必要なのか。その理由の一つに、社長や社員達がモラルに反する行為、モラルに反する間違った企業戦略、経営判断を策定、実行する方向性へ向かった場合にけん制、抑止、軌道修正をする役割が必要だからである。

会社の中でのモラルに反する行動、それはつまり、**「数字」に関するモラル**である。単純な領収書、請求書などの不正のみならず、近年はデータ改ざんなども頻発している。実際のところ、現場の強度データ、検収データなど、会計帳簿に直接反映されない「データ」の改ざんというのは、経理で見つけることはほぼ不可能であるし、経営者もしかりである。ただし、それを「防ぐ環境作り」ということはできるはずである。なぜならデータ改ざんが行われるような企業は、会計上のデータに上がってくる数字も改ざんされているような環境になりがちだからである。

仮に経営戦略会議で、報告された数値が会社の望む数値と実際の数値が乖離しているとする。その際に、「とりあえず帳簿上の数字のほうを何とか調整しておいて」という指示が経営陣から出て、それを経理で無理やり調整してしまう。その繰り返しで粉飾などが起き、そして「数字をいじっていい」という環境が、同様に検収や勤怠といったデータの偽装の事件も呼

応して起こってしまうのである。

　指示するほうは「実際に数字をいじったのは経理や現場だ」と言い、経理や現場は「経営陣や上司から指示が出たから、立場上逆らえず仕方なくいじった」という理屈になる。こうして、どちらも、「自分一人の責任ではない」という逃げ道を作り、「自分達の会社だけれど、自分達の責任ではない」という図式ができてしまう。これが何年も繰り返されていくと経営陣や経理担当者も入れ替わり、「そもそも最初にやり出した人間が問題である」とされても、その人間は既にその会社やこの世にすらいないなどということが起こるのである。

　実際にはそのような最悪の末路までいかなくとも、これに近いせめぎ合いの状況は時としてあるのではないだろうか。その際に、そのような「逃げ道的な」発言をさせない環境づくりができるか、けん制をかけられるか、自らが加担せずにいられるか、ということが経理部門の一つの責任、役割であると思う。

　「どんなに悪い数字でもいじってはいけない」という環境であれば、その数字が会計データだろうが、検収データであろうが、勤怠データであろうが、いじらない。それに尽きるのである。

　経営陣や現場が「内心数字をいじりたいが、うちの経理部門にそんなことを言ったら烈火のごとく怒って何を言われるかわからない」「すぐ顧問税理士や会計士に助けを求めて連絡されてしまう」という認識で経理部門が見られていたら、**リアルな数字を真摯に見つめ**、どう企業戦略を練り直すか、ということに経営陣や現場も向き合えるのである。

　一目置かれる経理を作るには、「一目置かれる人間」が経理部に配置されなければならない。そうした人間が基軸になって、企業が「正しい」経営戦略を最後まで全うできるようにサポートすることが経理には求められているのである。

数字なき戦略は企業戦略に非ず。なぜ数字は必要なのか

━━ 数字なき戦略は経営判断を鈍らせる

　経営者は、経営判断の際に何を意識するのだろうか。

　消費者、社員、社会的意義、そして経営者自分自身の考えなど、枚挙にいとまがない。たとえば商品・サービスの価格設定に関しては、より高い値段で売れれば良いにこしたことはないが、それだけの対価を商品に対し実際に消費者が支払うかどうかを意識するだろうし、同業他社がどのような価格設定をしているかということも当然意識することであろう。また、社員に対してどのくらいの報酬を支払えばよいかということも、社員の生活やモチベーションの維持のことを気にしつつも、一方では会社の資金や経営の状況も意識しながら各人の報酬金額を最終決定しなければならない。

　このような日々発生するさまざまな経営判断を、公平中立に「要」としてつなぐのが「数字」なのである。たとえば社長がある社会貢献活動に感化され、それに金額もいとわずにのめり込んでいけば、いくら社会的意義のあることでも、本業がおろそかになり会社自体が傾き事業継続ができなくなる、といった本末転倒のようなことが起こりうるかも知れない。そうなれば当然、社会貢献活動すらできなくなるのである。

　「数字」があれば、たとえば社会貢献活動でも、「年間の上限1000万円まで」「予算100万円の範囲で貢献できる活動がないか社内コンペで知恵を出し合おう」といった「行動範囲と限度」が具体的に決まる。「社長は何も考えず好きな活動に湯水のごとくお金を使ってしまう」といった社員の潜在的な不満も抑制され、また、社長自身にも自制が働き、自分のやりたいことと経営とのバランスが保てる。

　このような「数字」がない場合、経営者の客観的な経営判断が鈍り、バランスの悪い経営判断を行ってしまうことが時として起こりうる。

「かわいそうだから今回も無料で仕事を引き受けてあげよう」「今期は赤字だったけれど社員達は頑張ったからたくさんボーナスを出してあげよう」といった、経営者の「情緒的な」感情が優先されてしまい、「経営」の観点が抜けてしまうのである。

「かわいそうだから、『今回までは』ただで仕事をしてあげよう（次回からは有料）」「今期は赤字だったけれど社員達は頑張ったから、『今期だけ、一律5万円』のボーナスを出そう（次回からは赤字の場合はボーナスは出ない）」といったように、直接的、間接的に、具体的な「数字」に落とし込むことで、行動や経営判断、そしてその意図も明確になるのである。

特に経営者は情に溢れた人が多いので、「情」と「利益」という、時には相反する要素の中で客観的に経営判断、行動指針を決めなければならない際には、どちらか一方に傾きすぎないように「適切な数字」を常に意識することが大切である。

━━ 数字なき戦略は不正を助長させる

不正が起きたことのない会社はないのではないかと思うほどに、大企業から中小企業、ベンチャー企業から老舗企業、公共団体から民間企業まで数字に関する不正が日々起きている。その原因の一つは、やはり**「数字が置き去りにされているから」**である。

検査データの不正などもその典型的な例ではないだろうか。本来であれば、検査データをもとに、更なる改良、改善を人間はしなければならないのに、人間の都合を優先してデータのほうをいじる、という本末転倒なことが起こっている。それだけ**数字が軽視されている時代**であるともいえる。しかしそうした会社が「健全な社員」を維持できるかといったら難しいことであろう。今は、より「健全な会社」へ優秀な人材が流れている時代である。これまでは「どこの会社でもこんな不正はやっているから」「これを我慢すれば出世できるから」といった口説き文句で残っていたい人達も、これからは「不正などしなくても、こんなに楽しい職場があるよ」という方向へ確実に人材は流れていくであろう。

数字をないがしろにしていると、こうした時代への変化にも鈍感になっ

てしまい「うちの会社を出て行くなんて、優秀な人間だと思っていたけど愚かだな」と、いつまでも不正の体質を変えず、気付いた時には自分達ではどうすることもできないほど信頼が失墜してしまう状況に陥ってしまうこともあるのである。

一方で、会計上の不正についても、予算管理がそもそもしっかりしていれば、実績との「差異」で少しの異常や不正もすぐ気付けるのではないだろうか。

よくドラマなどの脚本で「経理は机上の数字ばかり語って」というセリフがあるが、確かにそうならないように気を付ける必要はあるが、やはりそれだけ数字には信ぴょう性があるというのも看過できない事実である。

その「数字」よりも社内政治優先の企業戦略に陥ると、組織全体も恣意的な方向へと歯止めが利かなくなり、信ぴょう性のある悪い数字が出て来てもそれをないがしろにして、「調整」と称して、数字いじりが行われるのである。それはいわば**「数字に対する侮辱」**ではないだろうか。鏡に映った自分を見て「こんなに自分を醜く映す鏡など、ろくでもない」と、鏡を叩き割るようなものである。

数字は、自分達の行動や方向性が正しいのか、あるいは良くない方向へ行き始めているのか、親切に「教えてくれている」のである。その信ぴょう性のある数字を叩き壊して偽装してしまうのか、それとも、愚直にその数字を受け止めて、何が悪かったのだろうか、良い数字になるにはどうしたらよいか、と、自分の行動を振り返り、改めることができるのか。それが、それぞれの会社の未来への分岐点の一つになることは言うまでもないであろう。

■■ 数字なき戦略は着地点を見いだせなくなる

会社の経営判断の悩み事の一つに、なかなか良い数字の結果が出ないプロジェクトやプロダクトに関して、**「それをいつやめるべきか」**という問題がある。

ベンチャー企業であれば「せっかくここまで投資したのだから（もう少し頑張りたい）」と思い、老舗企業であれば「もう何十年も販売されている商

品だから（できれば残したい）」と悩む。経営者やそれぞれの担当者たちにも思い入れが強いほど、「やめ時」に困るのである。しかし、何の対策も打たないまま、ただ「どうしようか」と、ずるずると現状を引きずり続けていても、問題解決の目途がつかない。そのような状況を打開するのが「数字」である。

「この金額まで費用を使って結果が出なかったら撤退しよう」「販売個数が1年間で、○個以下だったら廃盤にしよう」など、撤退の目安、線引きを「数字」を入れて条件を設けることで、このような、人間の感情に引きずられることを防ぐのである。

「先見性のある分野にあっても事業化は難しいもの」「世間の認知度はあっても時代の流れでもう役割を終えた商品」というものも、プロジェクト、プロダクト群の中には存在する。「人間の想像するイメージや期待値と、実際の実績数値はこれだけ乖離している」ということを客観的に指し示して、プロジェクト、プロダクトを日々改廃していくことも、企業経営を継続していくためには大切なことである。**一つひとつのプロジェクト、プロダクトの着地点（終わり）を明確に示してあげられる**のも「数字」の役割の一つである。

■━ 数字なき戦略は議論が堂々巡りに陥る

会議でしばしば見受けられるのは、「議論すること」自体に夢中、あるいは満足してしまい、どのようなアクションを起こすかという結論が遅々として決まらない、ということである。なぜそのようなことが起こるのかというと、そのような議論には、やはり「数字」が入っていないからである。

ただし、数字が入っていない会議が無意味かというとそうではない。企画会議などでは、最初から数字ありきの場合「うちの会社の規模ではこのような大規模な企画は無理」「企画を考えたところで予算ないのでしょう」となりがちである。企画やアイデアを出す会議では、現実的な数字を最初は意識しないほうがむしろ良いことのほうが多い。

そこで、一つの例として、前半は数字を抜いて、後半は数字を入れた議論にしたらどのような会議になるであろうか。

ある企画会議で一人の社員が「空を飛べる商品を作りたい」と発言したとする。もし数字をそこに介在させると「そんな冗談を言っていないで、きちんと考えてよ」となるであろうが、あえて数字を介在させずに、思いついたことをどんどん言っていこう、と進めていく。そして「私は宇宙に行ける商品を作りたい」「私は魚のように深海を泳げる商品を作りたい」と、研究開発コストや現実的な問題を度外視した意見がいくつか生まれる。

そして意見が出尽くしたところで、会議の後半は、これらのアイデアや企画に対して数字を介在させていき、「このアイデアを実現するためには〇億円の費用と〇年の開発期間が必要じゃないかな」と一つひとつ検証していく。するとそこで第3の意見として、「では、これらのことをVR（バーチャルリアリティ）で全て体験できる商品を作ったら技術的にも予算的にも現実的にできなくないのでは」という意見が生まれる。つまり数字には**「非現実的な」企画を「現実的な」方向性へ「リード」する力がある**ということである。たとえ「非現実的な意見」であっても、そこに数字が介在すれば、それは「現実」へつながっていく。理想を現実に落とし込むことができるのが数字の役割の一つであろう。

■■ 戦略経理は数字をセットにした「イメージ」をもつことが大切

「戦略にとって、大切なことは何か」という問いがあれば、**「まず、その戦略がうまくいった姿をイメージすること」**ではないだろうか。

「戦略」という言葉は、意外と定義が難しいものではないだろうか。理論上の案や作戦的なものは当然戦略と言えるだろうが、人間同士の「駆け引き」も戦略の一つと言えるであろう。具体的なようで、抽象的な部分も数多く含まれているのである。だからこそ「最善の結果が出た状況をまず全体像としてイメージ」することが大切ではないかと思うのである。

そしてその**イメージの中には、企業活動である以上、「数字」という要素もセットでなければならない。**「イベントはうまくいったけど赤字」では目も当てられない。やらないほうが良かったということになる。「数字上もうまくいった状況」をあくまでも想像する、ということである。

そしてその次のステップとして、もしそれがイメージ通りうまくいかな

い可能性があるとしたら、その要因、理由を「数字を含めて具体的に」挙げていき、一つひとつ検証したうえでそのリスクに対して「準備」をしていくということである。

「数字」というのは会計上の数字だけではなく、期日、人員、データなど、あらゆる数字に置き換えられるものも含まれる。

・もし〇日までに準備が間に合わなかったら
・もし〇人欠員が出たら
・もしデータが間違っていたら

このような「もし」を一つずつ検証してその対策を準備することで、不安要素を一つずつ減らし、確実性を増していく作業を行うのである。

こうした「もし」をピックアップする際に、数字を介入させないと、「何とかなるさ」「気合で乗り切ろう」という精神論のみに帰結してしまうことがある。精神論ももちろん大切であるが、この精神論には一つ弱点がある。それは「責任をとる人がいない」、ということである。精神論「のみ」で仕事を進めてしまうと、もしうまくいかなかった場合に「皆頑張ったから」「しょうがない」と、誰も責任をとろうとしないということが起こる。責任をとろうとしないということは、原因を探ろうとしないということである。原因がわかってしまうと、誰かが責任を負わないといけないからである。

そのようなチーム、組織では、プロジェクトの成功確率は「不安定」である。必ず、数字で表すことができるものについては事前に準備をする。そのうえで、「集中」「緊張」といった精神論を上乗せすれば、さらに安定的な成功確率を確保することができるはずである。

また、経理部門が気を付けなければいけないのは、目の前、足元の数字ばかりを見て戦略や計画を練らないということである。絶えず「鳥の目」を持つことを意識し、広く、遠く、「俯瞰しながら」目に見えない先の数字も「イメージ」して、数字を落とし込むということが戦略的な経理分析、資料作成のポイントである。なぜなら、数字に落とし込む作業は、物理的に目の前の数字に集中せざるを得ない作業になってしまうからである。子供がテレビを見ていて、興味が湧いたり集中したりするほど段々と前のめ

りになるように、経理の作業も集中すればするほど「前のめり」になって視界が狭くなってしまう特徴がある。だからこそ意識的にインターバルをとり、「この数字の抽出の仕方、分析の仕方で大丈夫だろうか」と都度客観的に確認する習慣をつけておくと、よりバランスのとれた資料作成ができるはずである。

戦略経理実務ノート

Ⅰ　戦略経理に期待される能力と役割

❶経理とは

> ●旧松下電器産業では、「経理は経営の羅針盤、経理の乱れは経営の乱れ」と言われた。

　パナソニックには「経営の神様」の松下幸之助歴史館というのがあり、そこには旧本社時代の屋上に取り付けられていた「船の舵」があるようだ。松下幸之助さんは「会社を船に例えるなら、本店は司令室にあたる。ここで会社の舵取りをしていくのだ」として門真市に本社を移転したときに船の舵を取り付けられたとのこと。このときに製品分野ごとに採算をはっきりさせ利益への意識を高める「事業部制」を始めた。事業部制を支えるには事業部門ごとの採算の把握など経理も「羅針盤」として必要となる。

　あるときパナソニックのグループ会社の方から、「経理は経営管理」と教えをいただき、それ以降 **「経理は経営管理」** という言葉が仕事に対する基本的な考えとなった。**経理の本来の目的は「会社経営のための羅針盤」** であり、税務署のためでも銀行のためでもないのだ。会社には目標があり、その進捗状況を経理で確認するのだ。予定どおりに船が進んでいないと目標に到達しないばかりか座礁してしまう。どのように軌道修正して目標を目指すようにするのか、または目標そのものを変更することも必要かもしれないが、いずれの場合も目標（予算など）と実績とを比較することから始まるのである。

第1章 「戦略経理」が会社を強くする

❷会計がわからんで経営ができるか！

> ●**会計データはリアルタイムであること。遅すぎてはだめ。**
> ●年に1度の決算だけでは経営に役に立たない。まずは月次決算をきっちり行うこと。

　京セラ創業者稲盛和夫氏の著書『稲盛和夫の実学　経営と会計』（日本経済新聞出版社）を紹介したい。

　最近の話題として東芝の不正会計がある。数年に一度は大きな会社の粉飾決算が問題になる。カネボウ、オリンパスなどが記憶に新しいところである。経営者が保身のためによく見せようというところからきていることが多い。

　京セラでは「アメーバ経営」という用語が有名だが小さな経営単位ごとの月次決算も重視されている。稲盛氏の著書『アメーバ経営』では、対外的な会計と経営用の会計の両方ともに重きを置かれている。「売上を最大に、経費を最小に」「値決めは経営」「会計データは経営のコックピットにある計器盤にあらわれる数字に相当」「いかに正確な決算処理がなされたとしても遅すぎては何の手も打てなくなる。会計データはリアルタイムでなければ何の意味もない」などである。特に**「遅すぎてはだめ」**というのが印象に残っている。

　では適切な会計とは何か？　すべての法人は年に1度は決算をして税務申告をしなければならない。まずはこれが基本であるが、年に一度決算を締めてから1月以上も経ってから作成した決算書を経営に活用することはできない。やはり毎月の月次決算が経営に役立つ会計である。

　数か月に一度ぐらいしか試算表を作成しない会社もあるが、やはり毎月作成することを勧めたい。それを見て少しでも経営者に気づきが

35

出れば会計の価値も出てくる。予算との比較はなかなかできなくても
まずは前期との比較などからでも始めてみてはどうだろうか。

----

❸ 求められるバランス感覚

> ●木を見て森をみずにならないこと
> ●経理はバランス感覚が大事
> ●不正はぜったいにダメ

「いいかげん」という言葉はあまりいい印象がない。以前は「よいか
げん」で悪い意味ではなかったようである。経理をやっていると当然
1円単位まで合わさないといけないのが基本である。ただし、たまに
判断に迷うようなときに「かげん」が求められることがある。どうし
ても合わない10円や100円のために数時間も使うことは費用対効果
で見合っているとはいえない。割り切りもときには必要である。

池井戸潤原作『ようこそ、わが家へ』のドラマで経理担当が営業担
当にキックバックを追求するシーンなどもあったが経理はきっちりと
事実を追求するのが重要な役割である。当然カラ出張や個人の飲み屋
での領収書を会社に請求する、キックバックなどは問題だが、一方私
たち経理で反省すべきは細かいところは気づいても大きなことを見逃
すことがある点である。**「木を見て森を見ず」にならないようにしなけ
ればならない**。細かいことは間違えてもよいとはいわないが求められ
るのは**「バランス感覚」**である。

企業の決算書を監査して意見を出す公認会計士にとっても厳しい世
の中になってきたが通常は監査のなかですべてを見るわけではない。
統計的なアプローチなども使いながらすべてを見ないなかで適正かど
うかを判断する。そのなかで物事の軽重をすばやく判断することは難
しいことだが、時間的制約のなかで重要性の観点で切り捨てることも
仕方ない面もある。本来は1円単位まで合わせるのが基本だが重要性

というのも大きな要素である。

　東芝の不正会計は衝撃的だったが、このような不正会計はいつまでたってもなくならない。「これくらいならいいだろう」ということで無理をした決算を一度行うとそれがくせになってしまうのである。お化粧をして少し見栄えをよくするという悪い癖をつけるとやめられないのだろう。経理の現場でもどこまでがよいかげんか難しい課題である。

4 管理会計と財務会計

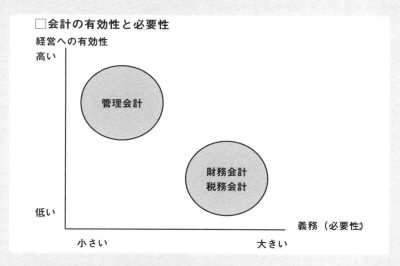

　これはきわめて感覚的であるが、横軸に義務をとり、縦軸に経営への有効性をとったグラフ。中小企業の経理は税務会計寄りであり、年に1度の税務申告のためにやっている会社がほとんど。つまり、義務を満たさないとペナルティがあるからであり、決算後2ヶ月以内に申告しなければならないのである。

　会社法では決算書の開示も本来必要であるが、罰則がないため、決算書の提出先は税務署と銀行のみの会社が多い。そのため税務に軸を置いた会計に基づく決算が多い。

一方、経営計画や毎月の予実管理、意思決定のための計数管理などの管理会計は会社のためであり、義務はないが、有効性は非常に大きい。ただし義務がないのでなかなか実施しない会社が多い。**「義務の会計」と「管理のための会計」をつなげ、会計を活かしていくかがポイントである。**

　また財務会計は過去の利益などを測定することに重きをおくが、**管理会計は未来の利益を創造**することに重きをおくともいえよう。

□管理会計は未来会計で利益を創造する！

	利益	時間
財務会計	測定	過去
管理会計	創造	未来

5 会社規模ごとの経理の特徴

　規模ごとの経理体制のイメージである。会社設立後年商1億円まで、5億円まで、10億円までなどと規模で経理部の体制が異なっている。最初は経理担当が1名であり、社長自らのケース、社長の奥さんのケース、従業員のケースもあるが、いずれにしても担当1名がせいぜい。経理を会計事務所に丸投げというのもよくある。売上5億円くらいを超えてくると総務部のような管理担当の部署ができ、10億円前後で経理部という独立組織や経理係などの独立組織ができる。ここから会社の成長にあわせ経理部の責任・重要性も大きくなってくる。いずれにしても**会社の成長と経理の重要性は比例しており、また経理が**

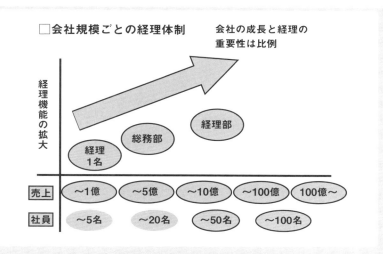

きっちりしないと会社も成長しないといえる。

6 経営者の経理への期待

●ほうれんそう
●説明力
●誠実・正確

　ある会計事務所が中小企業経営者に質問をしてみた。「中小企業経営者からみた経理部課長への要望」という質問に対して「報連相（ほうれんそう）」「説明力」「誠実・正確・会社方針の実行」という回答があった。あたりまえの「ほうれんそう」をできていないと思っている経営者もいるのである。また経理の難しい用語を経営者にわかる言葉で説明することなどは想定回答。誠実・正確は最低限の要求で、これはほとんど満たされているはずである。
　近年上場企業のCFOも「説明力」にポイントをおいている。これは

いろんな会計基準が経営者にとってわかりにくいものになっているからである。

　それからもっとも重要なこととして、経営者の経理部課長への期待は、経理部課長が思う以上の範囲であるという認識をもっていただきたい。**経理の枠組みだけにこだわるような遠慮は不要**である。

---

⑦ 経理部課長の必要なスキル（部下の視点から）

> ● リーダーシップ
> ● 高度な専門知識
> ● 部外との交渉力
> ● 部内での権限委譲

　部下の視点から見てみよう。部下から見てこのような経理部課長につかえたい、いずれこのような経理部課長になりたいと思われるかどうか？

　仕事を部下に任せられるか？これは簡単なようで難しい。当然経験年数の違いから経理部課長のほうが、よりスキルが高いこともあるが、そのために任せないといつまでたっても部下は仕事を覚えない。

　また意外なところでは部下が育つと自分の役割がなくなってしまうのではないかという不安感もある。

　部下には任せられている、信用されていると思われることが重要である。そのため、部下に任せる、そのときにはほめる、自信を持たせるということも有効である。

　また部下から他部門の問題などの相談もあるが、このときに**問題解決力**も求められる。経理だけに限らないが山本五十六語録をのせておこう。

　「やってみせ、言って聞かせて、させてみて、ほめてやらねば、人は動かじ。話し合い、耳を傾け、承認し、任せてやらねば、人は育たず。

やっている姿を感謝で見守って、信頼せねば、人は実らず」

🔟 経理部門の必要なスキル

●経理財務の専門知識
●会社の方針や事業内容への理解
●部内でのコミュニケーション力

まずは守るべき原理原則を知ることと、その応用力である。

少し「堅物」のほうがいいのではないか？ あの堅物がいうのなら間違いないといわせれば本物かもしれない。

脱税や粉飾決算をしてはならない。一度粉飾をすると後に戻れないのである。銀行もわかっていながら融資しているのではないかと思うことすらもある。一度嘘をつくと嘘を重ねなければならなくなり非常につらいこととなる。

会社の方針や事業内容への理解とは、別の切り口でいうと会社を知ることが重要ということである。「あなたは会社のことをどれくらい他人に説明できますか？」会社のことを経理の人に聞くと、一生懸命説明してくれる人には非常に好感がもてる。この人は会社が好きなのだと思える。会社法、税法などの法律を理解していくことも大切だが、それよりも会社の商品、ビジネスモデル、強み・弱みなどを理解することが優先。

かつて金児昭さんが「日本企業の経理は世界一」と言ったのは有名な話である。日本企業と外国企業の経理を比べると、外国企業は職種ごとの採用になるため、当然転職も多い。日本企業は、会社ごとの採用になるため、ジョブローテーションもあり、社員教育も比較的充実している。そういった意味で、より「会社を知る」ことができるのは日本式だろう。先ほどの金児さんの言葉は、そういった日本流の人材育成の妙を表したものではないだろうか。

□経理部門に必要なスキルは?
・会社を知ること
　→「あなたは会社の商品、ビジネスモデルなどのことをどれくらい他人に説明できますか?」

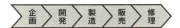

＊すべてのプロセスは経理に関連している

　経理部門は会社のライン業務のすべてのプロセスに関係しているのである。これらの部門の人からはさまざまな疑問があり、経理部門に聞きたいことがいっぱいあるはずである。経理部門から現場に聞きにいくと現場の問題意識がわかることもある。経理の常識から離れた細かなことへのこだわりもときには必要である。
　これらの**各部門の声を吸い上げて、それとなく経営者に伝えることもときにはあるのだ。**

第 **2** 章

戦略経理アプローチ

企業環境別戦略経理アプローチ

■ 経理に求められる資質は「どの会社でも同じ」ではない

　経理社員を対象としたアンケートを見て驚いたことがある。今後経理社員の求められる資質、あるいは自分が追い求めたいスキルについて質問をしたところ、50人以下の会社から1000人以上の会社まで、どの規模の会社の経理社員も、回答した内容がほぼ同じだったのだ。全従業員の数が50人以下の会社と1000人以上の会社で経理に求められる役割や仕事の取組み方は同じだろうか。私は違うのではないかと思う。

　第一に、職場環境が違う。大企業であれば独自の会計システムを稼働させているところが多く、現場社員が入力したデータが承認された後にダイレクトに会計システムに取り込まれ、そのデータ内容を吟味・チェックすることが経理のルーティン業務の多くを占める会社も多いことだろう。一方、小規模な企業では、市販の会計ソフトを使って1件1件領収書や請求書を見ながら経理担当者が手入力をしているかもしれない。このように、職場の作業内容の差があれば、当然、経理に求められる役割も変わってくる。

　経理という仕事は、前述のとおり外部との交流の機会がほとんどない職種である。他社の経理はどのような環境で仕事をしているのか、どのような工夫をしているのかという情報を得る機会もない。その結果、仕事の目標を聞かれると、「ルーチンの仕事＋経理の知識を積み上げる」という「自分自身のスキルアップだけ」に特化した答えに終始してしまう傾向にある。

　しかし、現実は企業の規模・業種によって、企業一社一社、経理に求められている役割は違う。たとえ長年同じ会社に勤めていたとしても、その会社自体も常に変化している。たとえば創業5年、社員50人の会社に入社したとしたら、10年後の創業15年には社員が500人になっているかもしれ

ない。すると、個人に求める知識やスキルとは別に、「会社として経理社員に果たして欲しい役割」というのは、創業5年と創業15年、社員50人と社員500人とでは変わってくるのではないだろうか。極端に言えば、**周囲から経理社員へ求める役割というのは、毎年、毎日、変化している**のである。

だから「毎日同じ環境で同じ仕事だから、やりがいがない。努力のしようがない」というのは、それはあくまで「自分から見た経理」の視点しか持ち合わせていないのだ。「個人的スキルを伸ばさなければいけない」という心構えは多くの経理社員は既に持っているが、「一歩抜け出せる経理社員」というのは、「俯瞰して経理部を見たときに求められる経理知識以外のスキル」というのは一体何なのか、ということをイメージし、実行に移せる人なのである。

経理社員は他者が申請したものをチェックすることがメイン業務の一つなので、資料や他人を観察することには長けているが、反対に「自分が見られている」という意識が弱い。以下では、周囲から見た「優秀な経理」とは何かということを理解し、そのうえで、自分のスキルアップを目指す戦略づくりに役立てていただきたいと思う。

■ 老舗企業・大企業ではなぜ「経理部長的な」資質だけではダメなのか

老舗企業、大企業のOBの講演会に行くと、「CFOを目指すには経理部長的なスキルだけではダメだ」と言われることがある。これは、経理の能力だけが備わっているだけではダメという意味だと私は理解しているが、よく考えると、大企業、老舗企業出身者特有の考え方でもあると思うのである。

つまり、何もないところから起業した場合、経理経験のほとんどない社員（時には社長自らが行うこともあろう）が、他の仕事の片手間に振込作業などを行い、最後に税理士にチェックや入力作業を委託したりすることだろう。やがて会社が軌道に乗り始め、余裕ができて初めて経理担当者を採用し入社させたとしても、職場全体の人員が足りないので、荷物の集荷対応、社内の清掃などの庶務・雑用から、契約書の作成、営業の補助など、現場

作業の一部も携わらなければ会社自体が回っていかない。それは経理社員に限らず、社長も営業も、全社員同じである。起業後数年は、それぞれが手分けをして皆で協力するのが「一般的な職場」である。起業時から数年そのような職場環境にいれば、経理社員であっても否応なしに経営者感覚の視点とは何かということが身につき、ある程度のレベルまではどのような作業でも対応できる「ゼネラリスト」になってしまう。人員がさらに増えた時に、やっとそれぞれの担当者は本来の業務「だけ」に専念できるようになるのである。だからベンチャー企業、社員数の少ない小規模な企業では「経理は経理だけの知識があってもダメ」というのは「それはそうに決まっているでしょう」となるはずだ。

　その一方で、大企業、老舗企業の場合、そのプロセスははるか昔、会社の歴史の長さによってはその人達が生まれる以前に既に終了している。新入社員が入り、定年間近の諸先輩方に入社時代はどうだったのかを聞いても、「今の君たちと大して変わらないよ」となることであろう。環境の整った企業では「積上げ方式」で業務を教えてもらいながらスキルを構築できる環境にあるので、「若いうちはいいけれど、徐々に経理以外にも、経営目線的な視点で自発的に勉強しておかないといけませんよ」というアドバイスが社員に必要になってくるのだろう。

　老舗企業・大企業など、配置された時点で「経理だけ」「経理業務の一部だけ」を専任で行うという環境の人たちは「経理のスペシャリスト」になれる環境が整っているが、ゼネラリストにはなりにくい。このような環境では、自ら能動的に動いていかないと、多角的な視野を得ることが難しい環境にあるということである。たとえば社長や営業といった立場から見た経理というものをイメージし、何を経理は求められているのか、という点を自分自身のスキルアップの目標にしていくことが大切だ。大企業・老舗企業がよく社員に経営学などを外部機関で学ばせる研修を行うのも、こうした弊害を補完する一環であり、危機感の表れともいえるだろう。

ベンチャー・中小企業ではなぜ「CFO的な」資質だけではダメなのか

　では、ベンチャー企業、中小企業ではどうだろうか。このような企業で必要かつ戦力になる人というのは「実際に手や身体を動かせる人、あるいは動かそうとする人」である。実際に手を動かして伝票を入れてくれてもいいし、手の動かし方を若手社員に教えられる人でもあっていい。ベテラン社員であれば「自発的に」人を引きあわせたり調整してくれたりしてくれる人、業務をまだ自己完結できない若手社員や実務未経験者であれば、とにかく役に立とうと、積極的、自発的に手を挙げて動こうとしてくれる人である。

　いくら学歴や能力が高く、前職などで華々しいキャリアがあったとしても、口だけが動いて手が全く動かない、相手からお願いされてやっと「どうしようか」と検討に入るような受身姿勢の人であれば、周囲との間に摩擦や溝、距離感ができてしまい、一体感のない職場になってしまう。これは、スピード感や、いかに融通が利くかが求められることの多いベンチャー企業・中小企業にとっては、致命的である。

　特に経理責任者候補の採用の際には注意が必要だ。「大企業で活躍していた人を入れてカンフル剤として空気を変えたい」という社長の意図とは裏腹に、逆効果なことが起こる場合がある。新任のCFO候補、経理部長候補が出社初日から管理職以下に、既存のそれまでのやり方を全否定して、「自分の前職の場合は…」と口先だけで一方的に自分の考えを押し付けて指示してしまうようなケースである。いきなり高圧的な態度で来られてしまうと、既存の社員が抱いていた「会社を変えてくれるかもしれない」「相談に乗ってくれるかもしれない」といった期待感が「恐怖」や「嫌悪」へと一変してしまう。

　社長などが現状の事務方の問題を正しく認識しないままに「おかしなところはバンバン指摘してやってください」などと事前に言っているようなケースもあるかもしれない。しかし、実際に求められているのは、単純な経理業務の問題よりも、経営者とのコミュニケーションのとり方や金銭に

関わる内部統制、ワークフローの構築など、経理実務を取り巻く環境の改善であることが多い。このため、もし新任でそうしたマネジメントをするポジションに着任するなら、経営者からの要望や経営者目線でのその会社の「現状」を聞きつつも、経理部門や現場部門からもヒアリングを行って正しく現状を把握したうえで、改めて何をどう解決するかを検討すべきである。大企業、老舗企業からスカウトされてベンチャー、中小企業に転職する方たちはこのような点に気をつければ、社長だけでなく、既存の社員達からも頼りにされることであろう。上から目線で「経営者と同等」「上席者気取り」の気持ちで社員に接しないことがポイントである。

■ 会社を四つに大別して戦略経理を考える

世の中にある会社の数だけ、求められる経理の役割も違う。しかし会社の「規模」と「歴史」、この二つの軸をベースに考えれば、おおまかに以下の四つに大別できる。

- ・老舗企業（社歴が長い）
- ・大企業（売上規模が大きい・従業員数が多い）
- ・中小企業（売上規模が大きくない・従業員数が少ない）
- ・ベンチャー企業（社歴が浅い）

以下では、パターンごとの経理を取り巻く環境と、経理担当者に求められる役割を紹介していく。仮に「社歴は浅いけれど、既に従業員は千人以上いる」というような職場であれば、それぞれの要素をミックスするなどして、それぞれに独自の経理戦略体制を構築する参考にしていただければと思う。

企業があなたにどのような役割を求めて採用したのかということを理解することで、自分が何をするべきか、何を言うべきかが見えてくる。この点は、現代、これからの経理社員にとって、重要なポイントになる。

「戦略的な経理」を目指すのであれば、その人自体がまず「戦略的な考え方、生き方、仕事のやり方の持ち主」でなければ、会社を戦略的にプラス

第2章　戦略経理アプローチ

の数字に導けるようなアイデアも発信することはできないのである。

■ 老舗企業では「変化」を受け入れる土壌作りを担う

　老舗企業では、必要な人員体制、設備などは既に整っていることが多い。経理に関しても通常業務は滞りなく、問題なく行われている。このような安定した環境下では、経理の働き方も、赤字や不正行為といった緊急対応が必要という場合でない限りは、「現状維持」が基本であろう。あえて挑戦的に「いじる」ことで何かトラブルが起きては大変、という心理である。しかしながら、老舗企業の内部に長くいると、「外部環境の変化」に気付かないということが起こり得る。情報がさまざまな媒体で瞬時に流布される今の現代では、同業他社の1社の不正の報道がされただけで、「業界全体が腐っているのではないか」というレピュテーションリスクにさらされる危険性がある。しかし、そうした現実を理解、認識できていないということが、このような伝統的な企業・業界には、まま見受けられる。そのため対応が後手になり、さらにリスクが高まっていくのである。そのような危機管理の自覚を経理社員も持ち、世の中の変化にも敏感になっていくべきである。また当然ながら、**「数字」が置き去りにされた改善、改革をしたところで実質的な効果は少ない。的確かつ現実的な改善・改革のためにも、チームのメンバーの主軸に経理部は必要不可欠だ。**

> ### MEMO
>
> 　以前、老舗企業に訪問をして経理業務の内容を見た時、その会社では数百枚の手形を発行する際に、手形台帳をノートで全て手書きをして管理していた。
>
> 　今の時代であれば、会計ソフトの機能を使うか、エクセルなどの表計算ソフトで入力をしたほうが、合計金額のチェックや取引先ごとのソートも可能であるため便利であろう。
>
> 　しかしその会社は、経理社員の人数も充分におり、「パソコンが苦手です」という年長者の担当者もいたため、パソコンは使わず、手形の

49

管理は数十年手作業で行ってきたそうである。その作業の中で何かトラブルが一度でも起きていれば、それを改善しよう、となったのであろうが、それで特に問題が起きなかったために、改善しよう、というタイミングが何十年もなく、現在まで続いてきたそうなのである。

その会社の中でも、何年か前に若手社員が「パソコンの方が便利では」と提案したことがあったそうだが、「このやり方で今までうまくいっているのだから大丈夫ですよ」ということで多数決により却下されていたそうである。

その後、その会社はパソコンの使い方を若手社員がベテラン社員に教え、パソコンで台帳管理をするようになり作業時間も数分の1に短縮し、検算や集計も簡単にできるようになった。

このケースを考えると、**仕事上でのミスや失敗が、会社にとって全て悪いわけではない**ということが言える。つまり経理業務というのは、**何かきっかけがないと、一度固定されてしまったものは改善のタイミングが少ない**ということである。

もし職場の誰かが大きなミスをした場合は、その時に、二度とミスを犯さないようにするにはどのようにワークフローを見直すべきか、また、ミスを防げる会計ソフトなどがないか、ということを探す機会、タイミングを得られる。その過程で「今はもう機械だけでここまで自動化できる機能があるのか」という新しい発見や経理環境の変化に、気付きを得ることができる。

反対に、何一つ滞りなく、ミスもなく作業が行われ、会社も黒字、という企業であれば、自発的に経理社員達が会計ソフトの新作が発表されている展示会に行ったり、勉強会を自分達で行ったりしない限り、そのような機会を得るきっかけはなかなか得られない。

経理業務をマンネリに感じる場合も、実際はトラブルや課題が多発している環境よりも、全てうまくいっていて、「今月も先月と全く同じ仕事だった」「自分じゃなくても、アルバイトがやっても正直いいのではないか」と思えるほど平和な環境の時ではないだろうか。

老舗企業の場合は、内部環境の変化が少ないため、社会全体の変化、

たとえば、人手不足や不景気などの大きな外部環境の変化の時になってはじめて、「もっと少ない人数でも今の業務ができるようにならないか」などといった、改善、改革のタイミングを掴むことであろう。そのタイミングでは、既に他社と比べて出遅れてしまっていることも多いため、定期的にお互いの部署の課題点、問題点などを洗い出す機会を設けるなど、いかに自発的に改善の機会を設けることができるか、ということが大切である。

　また、企業経営の視点から見た経理に関する課題は「数字・数値が故意に濁らされることのない、今の時代に合った透明化されたワークフローにどう変革し、チェック体制を確立・維持できるか」ということである。「必要悪」と言われる、数字やデータが絡んだ不正は、今や企業にとって最大のリスクの一つである。

　一部の老舗企業の中には、「いくらうちの会社だけが頑張っても」という諦めムードの社員を見かけることもある。こうした「諦め」を、「まだまだいける」と前向きな思考に変えるサポートをすることも経理社員には可能である。

「斜陽業界」にも、元気な会社はある。そのような会社は他業種とのコラボレーションや、SNSなどのメディア活用、など新しい試みをしている。

　このような発想も、「経理的思考」が必要不可欠だ。新商品を開発しようと考えても、自社工場を建設して1から始めるのと、外部の企業とコラボレーションして外注するのと、利益的にはどちらがいいのかということに関しては、当然試算しなければならない。そういったことの繰り返しによって、「このようなビジネスモデルを構築すれば、今の時代に合った商品・サービスができ、利益も残るのではないか」という、**数字から逆算したアイデアを経理社員が提案することも可能**になり、沈滞化した職場の空気を変えることもできるのである。そして、現場から上がってくる新規のビジネス案に関しても、それが現実的に利益を得られるビジネスモデルとなり得るかどうか、懸念点はどこか、といったことを瞬間的に判断し、意

見を述べられるようにもなる。

　得てして老舗企業は「失敗」を恐れがちだが、今の時代は新しいチャレンジは10回やって1個うまくいけば御の字という世の中であり、**チャレンジするためのコストも昔に比べて安価になっている。**そのような世の中で、他の多くの業界、企業はそれだけチャレンジ回数を増やしているのに、自社はチャレンジ数が変わっていないとなると、それだけ成功確率も相対的に下がる。それがその企業の「斜陽」の始まりの一因となるのである。

　新しいことに挑戦するということは、副産物もある。新しい外注先などとも取引することになるので、今まで知り合ったことのない人たちとも情報交換ができる。特にSNSなどは、従来の広告宣伝費・販売促進費に比べたらおしなべて数分の1の費用でできるものが多い。それで同じ効果があるのであれば、売上は変わらなくても、その費用の差額分、利益が増える。このようなことは実際にやってみないと実感できないのである。

　これらのことを現場が提案した時の計数的サポートは、まさに経理部の得意分野である。経理が随時さまざまな「外的な」数字を入手し、役員や現場に情報をシェアをしていくことで、外部環境の変化を全員が理解し、変革への意識も高まる。そして、その案が通れば、企画した社員たちのモチベーションも上がる。こうして、**「変わるということは、悪いことではない」**という意識改革にもつながるのである。

　もし、試して悪い結果が出たとしても、そこで自社に情報やデータの蓄積ができる。初期段階で小さな失敗をして、後の大きな成功につなげていくのである。そのようにして、外部環境の新しいものを少しずつ内部環境に取り入れる習慣が、経営が安定し、うまくいっている会社においても必要なのである。

　その際に大切なことは、予算や見積もり、計数的効果など、「行動とその結果を数字で表して保管しておく」ということである。そのような作業を通して現場担当者などと一緒に、共通の資料で数字分析などを行ってもいい。「数字」というキーワードを武器に他部署へ「浸食」していく「動く経理」は、老舗企業の挑戦と成功に欠かすことができない存在といえるだろう。

第2章　戦略経理アプローチ

MEMO

　老舗企業でもう一つ忘れてはならないのが、**経営者の「代替え」の問題**である。老舗企業の中には同族会社も多い。同族会社特有の問題に後継者への引き継ぎがある。皮肉なことだが創業者や先代にカリスマ性がある会社ほど、引き継ぐ後継者が、会社のかじ取りに苦労しているように感じる。一つは、「先代のやり方」というものに社員が慣れている、固執している、と言う点である。新しいことをしよう、と言っても、「先代のやり方でうまくいっていたので、このままでいいとい思います」と言ってなかなか後継者の方針に従ってくれない、ということがある。もう一つは、年齢の問題である。たとえば後継者が30代40代前後の場合、それより上の世代の従業員とのコミュニケーションがお互いに難しいように映る。後継者自身も「自分がなんとかしなければ」「社員になめられてはいけない」という気負いから、自分の方針に異論が出たときに、強い口調で社員に従うように言ってしまうことがある。すると年長の社員達は「先代はあんな言い方はしなかった」「先代のほうが良かった」と、先代が、先代が、と繰り返すのである。それがさらに後継者を傷つけ、さらに頑なにさせてしまう。お互いに歯車がかみ合わず、職場の雰囲気もピリピリとしているということがある。

　社員達は、後継者が何をできて、何を苦手かということもよく観察している。彼らの基準は、現場を知っているか、ということと、もう一つは数字を知っているかということである。経理の役割としては、後継者を支えるために、数字の見方というものを、しっかり先代と変わらないように引き継げるようなサポートをするということである。

　具体的には、「先代」「後継者」「経理」の3者で、代替えをする少し前から（今日から始めても遅くはない）定期的に、BSPLなど、「同じ数字の資料」を見て、どう感じるか、何が気になるか、ということを「共有」する、ということを「認識が一致するまで」続けるということである。

経営者が経営判断をする際に、あまたある経理資料の数字の一つひとつを手計算で検証していたら、経営判断をする前にもう次の別の資料が届いてしまう。そのような一つひとつの検証は経理がやることであって、経営者は全体の数字を瞬時に感じ取って、経営判断をする、という習慣をつけなければいけない。そのためには、どの数字がその会社の経営判断にとってポイントになるのか、ということを見定めないといけない。すると、**経営者と後継者、経理とそれぞれでポイントと見ている指標が違う場合がある**。経営者が利益率、後継者が売上高をそれぞれポイントに挙げていたら、それはなぜそう思ったのか、ということをすり合わせていく。

　そして経営判断における数字を見る感覚を鍛えていく「練習」をしていくのである。

　会社によっては季節的変動もあり、また前年対比などの感覚、記憶も養っていくことを考えると、できれば24か月、毎月の役員会の前後で、現社長、後継者、経理で集まって、数字の分析会などを行うのが理想である。このような機会で、まず後継者と経理などのバックヤードの部門とがコミュニケーションをとり、たとえば後継者が「この資料は廃止して、今度は新しくこういった資料があったほうが分析しやすいのではないか」ということを議論して現社長のアドバイスも受けながら少しずつ改廃していくのである。そのようなことをやっていけば、「先代が、先代が」と現場社員や他の役員が言っても、後継者は「私の独断ではなく先代と経理と皆で話し合って決めたことなのですよ。今度はあなたの仕事についてもご意見も聞かせてください」と、言うことができる。

　後継者自身も、あまりにも「先代はこうだった」などと言われると、心を許せる人間が社内にいないのではないか、と疑心暗鬼になってしまう場合がある。そのようなときに、しがらみがあまりないのがバックヤードの部門、それも経理なのである。総務人事は人事権や人事情報も絡んでくるのでお互いに不用意に社員の情報や評価を言えないからである。休憩時間などに、後継者が経理部にふらっと現れ、「どう、

順調？」と聞かれたら「私は順調ですけど、（後継者は）順調ですか？」と反対に聞き返して、会社運営の悩みや愚痴だけでも「聞いてさしあげる」。それだけでも、後継者にとっては、「信頼できる人間、部署」とみなされるのである。

現場部門は、「すごい売上を立てた」「すごい商品を作った」、ということで評価をされるかもしれない。しかし経理はそこまで瞬間的にインパクトを与えられるような業務内容ではない。そうすると、業務だけでなく、コミュニケーションという部分で周囲の信頼を勝ち取っていかないと、他部署とに引き離され、2番手、3番手の部署としてみなされてしまう可能性がある。それがそのままその部署の価値や、意見を会社全体に反映してもらえるかどうかにも影響を与えるのである。

だから後継者を戦略的、計画的に「支える」ということで後継者の信頼を真っ先に経理部が得、一番手を勝ち取りに行くのである。

数字ができた時点で経理部長が社長に持って行き、社長が一瞥して「私はこの数字を見てこう思ったけど、君はどう思う？」という言葉が出てきたら、ベストな社長と経理との関係であり、その良い関係性は、会社の売上、利益にも直結してくるはずである。

━━ 大企業では知識を「深堀りできる」環境を最大限に利用する

大企業であることのメリットとして、一つの仕事を「深堀りできる」環境が整っているということが言える。採用面接をする際に、大企業から転職志望をしている人の多くが「経理業務が縦割りなので、もっと全体的な業務に関わりたい」と言う人が多い。その理由は最もだが、縦割りというのは、人員に余裕のある大企業だからこそできる組織体系でもある。確かに中小企業やベンチャー企業では、オールラウンドに業務をこなすことができる環境が多いが、人員も限られており庶務なども多いため、「じっくり腰を据えて」という物理的な時間がとれないことも多い。だから「広く浅

く」業務をこなすことは得意になるが、反面、一つの仕事を税理士、会計士並みに深く知識を蓄えたり、勉強をしたり、という環境が整わないこともある。また、予算の関係上、一般の会社では全額会社負担では承認してもらえないような比較的高額なセミナーなども、大企業では承認してもらえることも多い。またそうしたセミナーを多くの同僚たちでシェアすることも可能な環境である。

そのような観点から見ると、**「縦割り」も、もっとポジティブに捉えて**、一つひとつの仕事の「質の向上」を目指すことができる環境だと考え、積極的にセミナーに参加したり、部内で勉強会などを開いたりして知識の向上を図ることも一考である。

また、大企業にとって大切なものの一つに、「ブランドイメージ」がある。ブランドイメージが維持されている企業、それは「企業ガバナンス」がしっかりしている企業である。

一方で、「企業ガバナンスが崩れた企業」には何があったのか。近年多いのは、インサイダー、粉飾、着服、横領、検査データの偽装、勤怠データの偽装、などの「不正」である。そしてそれらにはお金やデータといった「数字」が絡んでいる。大企業においては、こうしたブランドイメージを崩す要因となる「悪い数字」を発生させないための「内部統制を充実させる力」が経理担当者には求められる。

大企業出身者と話をしていると、ある共通した特徴があるように感じる。それは、悪い意味でなく「自分が正しい」という感覚が強いということである。大企業の場合、その規模の大きさゆえに、その会社のルール、習慣が「当たり前、正」だと刷り込まれているようなケースもあるのかもしれない。大企業特有のルールや習慣について、「一般的な会社はそのような発想はしないのでは」と指摘すると、悪気なく驚く人もいるのである。

大企業は、その規模と影響力ゆえに「他人から注意してもらえない環境」である。ある意味、人間の本質が最も出る環境であるといえる。「その人が最も有利な状況、環境」において不正をしないか、外注先への高圧的な言動、立場の弱い従業員へのハラスメントなど、その人自身のたがが外れるか外れないかが、その人自身のモラルに委ねられるということである。そ

のような条件が揃っている大企業でさえ自主的にモラルを保てれば、「やはり大企業の社員は一流のモラルがある」という評価になることだろう。

これは、経理社員にも同じことがいえる。もし今のブランドが不正会計などによって維持されるとしたら、そのブランドは必ず崩れ落ちるということを経理社員は知っておくべきである。そして、「数字いじり」を始めようとすることが、ブランドを崩す第一歩であるということを強く自覚することである。そのような流れになった時に経理部一丸となって反対、抗議できるか。そこまでの気概や覚悟があるのか。大企業の社員、大企業の経理社員は社会的責任を負っているとも言えるのである。

━━ 中小企業では「フェイス・トゥ・フェイス」を活かした戦略経理

中小企業の経営者にとっての生命線の一つは「資金繰り」である。大企業と違い、中小企業は受発注先との結びつきも強い反面、受注先自体の財務リスクの影響も受けやすい。また、金銭的な想定外の出来事があった場合の耐久力も大企業とは雲泥の差があるケースが多い。このため、経営者の「うちの会社の資金は大丈夫か」という問いや、現場からの「受注先の与信状態は大丈夫か」という問いに、即座に答えて安心してもらうことができる「情報収集力」、「対応力」が経理には求められる。

中小企業では、「資料では名前を見たことはあるけれど入社してから一度もその人の顔を見たことがない」ということはないだろう。現場の社員も、経理も、**お互いに認知して業務を行える**点が、大企業とは異なる大きな特徴である。

つまり、中小企業では直接のコミュニケーションが仕事にも大いに活用できるのだ。**たとえ一人の提案でも、一定の範囲内には影響を与えることができる環境**といえる（自発的に仕事を行う人とそうでない人とでは大きな差ができてしまうという側面もあるが）。

ただし、大企業に比べてオールマイティーに仕事ができる分、「できた気分」になり、マンネリ感、モチベーションが維持しにくいという欠点もある。この点、中小企業の社員こそ、より積極的に外部セミナーなどに参加

をし、「井の中の蛙」にならないように外の空気を吸うべきだろう。「自分の会社にはまだ必要ないけれど、まだまだ勉強すべきことがあった」など、経理業務に対してのモチベーション維持、アップにもつながる。

　大企業の社員であれば、経理部自体も数十人おり、契約社員も数多く出入りする環境にあるので、経理社員同士の業務のスキルの差や考え方の差もわかる。自分がどの位のスキルレベルかということもわかるので、業務の過程で発生した課題や問題解決の際には、互いの経験談や前職、前々職での解決法など、案も数多く短時間で出すことができる。しかし、中小企業では、経理社員の人数自体が少ないので、自分のスキルレベルを比較検討することや、斬新な問題解決案も数多く出し合う「切磋琢磨」するということが物理的に難しい環境にある。

　また、経理などの事務系の予算も潤沢にない場合がある。少ない予算で、どのような形で作業の効率化、生産性を上げるかという工夫も必要になってくる。そういった工夫案なども、外部のセミナーなどの他に、税理士なども巻き込んでミーティングを開催し、その場で意見を得るのもいいだろう。

　前述のように、中小企業では、経理処理以外にさまざまな庶務作業などもしなければならないことが多い。しかし、その分、経理という仕事をさまざまな角度から俯瞰して見ることができる環境にあることは間違いない。さらには、社長から直接「○○さんは△△についてどう思う？」と意見を問われる機会も多いことだろう。そこで何も回答ができない、計数的な意見が言えないのでは、会社の期待に添うことができない。日頃から社長や周囲の人達が何の数字（売上・原価率・シェア等）にこだわりがあり、気にかけているのか。一人ひとりの顔が見える分、そのようなことも気にしながら、それぞれの人のためになる計数的な戦略的数値も常備できたら理想的である。

■ ベンチャー企業では「統制・統率できる」戦略経理

　ベンチャー企業は、設立後数年間は、会社の組織自体をつくりながら、並行して通常業務を進めていくため、社員の働き方も老舗企業や大企業と

は大きく異なる。ベンチャー企業は、まず体制自体が暫定の状態でスタートするため、日々その都度、不便、不具合なことがあれば朝令暮改していくということが一般的である。したがって、社員自体も、業務上のアクシデントや不具合があった場合に自発的に意見を出したり許可を得たりして随時体制を改変していけるモチベーションのスタッフのほうが馴染みやすいといえるだろう。

　仮に老舗企業や大企業からベンチャー企業に転職したなら、さまざまな「不備」に嘆くのではなく、「ルールが決まっていないなら私が決めてしまっていいですか」「備品がないなら私が知っている業者で見積りをとってもいいでしょうか」と自発的に自分の働きやすい労働環境をつくっていったほうがストレスも溜まらない。そして大企業、老舗企業の経験、知識などをシェアできれば、他の社員や社長なども助かることだろう。このような**「自己完結できる社員」がベンチャー企業経営者の多くが求める理想の社員像であり、経理社員に対してもそれは同様に求められる素養**だといえる。

　そして、そのような環境の中で現場社員が求める経理社員の理想は**「数字に関することなら何でも、質問したら即座に答えてくれる」**経理社員である。ベンチャー企業では「新卒枠」以外は基本的に中途採用であるが、当然「経験者＝プロ」レベルの社員が入社していると互いに認識している。これは経理社員でも同様だ。

　また、ベンチャー企業の経理に求められる要素の一つに「社員への教育」がある。特にベンチャー企業は企業文化がまったく違う人達が入社し、共に働くという環境にあるため、同じ事象に関しても社員ごとに意見が違うことが少なくない。当然、お金に対する知識、モラルなどもバラバラである。このような状態を「交通整理」するのがベンチャー企業の経理の重要な役割である。職場で起こる多くの課題やアクシデントには金銭が関わっているため、経理が「うちの会社のお金に関するモラル、ルールはこうです」と職場全体にアナウンスするのが一番効率的なのである。このように、混沌とした状態を逆に利用し、現場にどんどん踏み込み、自分の管理しやすい体制を作れるということは、ベンチャー企業の魅力である。

　現場とのコミュニケーションの「戦略」として、現場への業務フォロー

やメンタルケアを積極的に行うのも一案だ。経理部自身がIPOの準備などに入る際には、経理から現場へ証憑管理の徹底など、負担のかかる作業を現場にいくつも依頼しなければならないことが続く。その際に、初期段階の現場へのフォローが効いてくるのである。初期メンバーが数年後に管理職や役員に就任した際には、経理部に代わって「経理の言うことは何でもきちんと聞くように」と部内に指示を出して協力してくれることだろう。

　また、ベンチャー企業の場合、その企業が数年後、どのような組織体制になっているのかということを「イメージ」しておくことも大切である。従業員数が大量に増えたり、事業形態が多角化したり、海外展開も始まるかもしれない、など、可能性がある選択肢は常に頭に入れて準備しておいたほうがよい。仮にその可能性が高まった際に、その事業事体にかかるコストのほかに、対応するための管理コスト（人材や会計ソフトなど）を経営陣にすぐ報告でき、それらの販管費、固定費も加味した事業計画にもすぐに対応できる。このような対応を経理が可能なら、経営陣も新規事業がペイするのかなどの検討や経営判断が迅速にできるのである。

　毎年数多く生まれるベンチャー企業の中で、**生き残る会社とそうでない会社の差は、起業家の才覚だけでなく、それを支えるバックヤードの人間が、どれだけ社長が「暴走せず」「停滞せず」「一番気持ちのいい」状態で走り続けられるようにサポートをできるかという点である。**黒字と赤字の会社を比較すると、社長の個性の強さはあまり変わらない。ただし、**経理に関しては、黒字の会社よりも赤字の会社のほうが体制が脆弱であることは共通している。**黒字会社の経理は、経理としての意見やポリシーを他者が質問をしても、なんとなくではなく、しっかり答えが返ってくる。経理が「考えている」会社とそうでない会社では、数字に大きく差が開くのは当然である。

　現場の要望に応えていきながらも、自分の意見、意思を持って、それを組織全体に浸透させる。そのような組織を「マネジメント」できる戦略を持った経理社員が、ベンチャー企業を「成功できる組織」として形成することができるのである。

業態別戦略経理アプローチ

製造業の戦略経理

　製造業に関しては、経理が注視する優先度としては原価、原価率であろう。製造業の場合、原価コストの差異分析に時間がかかることがある。原価コストの予算実績分析において仮に見込よりコストが高くなった場合、その理由が、材料や部品の単価が当初の予測より高かったためなのか、あるいは原材料の破棄率が予測より高く、原価コストが高くなったのか、など、それぞれ多岐にわたり複合的だからである。

　また、こうした原因とは別に、在庫の横流しや業者と癒着をした架空請求、キックバックなどの不正が発生しやすいのも製造業である。どのような仕事も請求書、領収書が多ければ多いほど不正が起こりやすい環境となりやすく、それを見逃してしまう確率もまた高い。特に発注先と自社社員の不正防止には経理として目を光らせる必要があろう。**「倫理上間違った数値」で「正しい経営分析」はできない。**

　また一方で、製造業は歴史の長い企業も多いので、若手社員などが提案される新しい企画、提案なども、経営陣がにべもなく却下してしまうことがあるように見受けられる。「企業環境別戦略経理アプローチ」で述べたように、特にSNSを使ったツールの提案などの場合は、年長者から見ると「効果があるのか」と疑問に思う気持ちもわかるが、メディアが大きく変貌を遂げている昨今、失敗を恐れて何もしていないと、成功の芽も逸してしまうことになりかねない。

　製造業は「経験値」が求められる職種が多いので、若手社員が責任者になるのは何十年後ということも少なくない。これでは、やる気のある若手社員はモチベーションが下がってしまう。このような環境だからこそ、新陳代謝が重要なのである。

　若手社員に渡しやすいものの一つが、やはり広告宣伝、販売促進などで

ある。PR会社、SP会社など割安な外注ツールを「使わず嫌い」のまま機会損失をしている会社も多いので、どのメディアと自社製品・商品は相性が良いのかなど、若い世代が中心となって、各世代の従業員にもヒアリングを行い、売上・広告宣伝費・販売促進費の相関性を分析して費用対効果の上がる提案をしていってもよい。

　経理担当者は、そのような資料作成・データ分析の際に、会計データから過去の費用実績や、最新のメディアを利用した際の見積など、さまざまな情報提供や分析を一緒に行うことができる。これも経理の若手社員に取り組んでほしいと思う。**自社の数字に興味を持ち**、正しい分析ができ、それが現場に提供、共有できる。こうした将来必要なスキルに関しても、若いうちから経験することが重要である。

■ 非製造業の戦略経理

　非製造業の場合、原価コストに関しては製造業に比べて複雑ではないケースが多く、予算計画と実績の差異分析も比較的容易に原因を特定することが可能である。予算と比較して実績値の原価率が高い場合でも、製造業のような複合的な理由ではなく、特定の外注業者のコスト、あるいは買い入れした「モノ」の単価が想定より高かったなど、ピンポイントで理由が明確にわかることが多い。したがって、分析作業や業務改善の提案、それに基づく指導なども、それほど時間がかからない。むしろ優先度としては売上や利益（率）に注視すること、特に「値付け」の部分が重要なポイントの一つである。

　この点、経理としては、価格設定が適性かどうかなどを判断する際の情報の提供などに協力することができる。価格設定は経営陣が中心となって決めるであろうが、そこに経理的視点も入れてほしいと私は考える。なぜなら、非製造業の場合、経営陣に「原価」についての経験値が少ない人が意外に多いからである。特にサービスなど「モノがない」ビジネスを展開する企業の場合、原価をイメージできない人が多い。フィーリングで値付けをしているのではないかという場面すらある。

　製造業では「この商品を作るには原価がいくらかかるか」「利益を何パー

セント上乗せするか」という思考方法が一般的であり、「この売価だと高すぎて他社に勝てないから、売価を10%抑えるために、今見積りした原価コストをもう一度見直そう」と、いったんコストを積み上げてから全体を俯瞰する。一方で、非製造業では、「売価＝原価＋通常の適正な利益額＋ブランド価値分」が成立する業界が多い。サービスの提供の場合、まず「売価をいくらにするか」「利益をいくらにするか」からスタートし、原価コストの調査はその後になるケースもある。「この内容・この値段でサービスを提供すれば、顧客も喜ぶし、自分達も儲かる」という具合である。ここで特徴的なのが、「予想外にコストを低く抑えることができたので、売価を下げようか」という発想にならないという点である。

　製造業のように「このくらいのモノなら、最低○○円くらい原価はかかっているだろうな」ということが想像しにくいのも、非製造業の一つの特徴である。「モノづくり」である製造業は非製造業より縛りがあり、「予算に見合う都合の良い業者」の選定は容易ではないため、まず品質がクリアできる業者・仕事を請け負える能力のある業者を探してから価格交渉をせざるを得ないが、非製造業は製造業に比べたらそのハードルは低い。このため、まず売価のイメージをつけてから利益率を想定し、売価から利益額を差し引いた金額を販管費も含めたトータルコストと考え、共通経費を除く広告宣伝費、販売促進費と直接原価のコストをどれくらいのバランスで割るか、という話になりやすい。そして予算金額が決まってから、それに見合う各業者の選定に入る。だから「予想外にコストが低かった」ということもありうるのである。

　その分、マーケティングがより重要となってくる。製造業が「直接原価」で「品質」を示せるのに対して、非製造業はそれを明確に消費者に示すことが難しい分、「ブランド」や「イメージ」が消費動向を左右する傾向が高まる。

　このため、マーケティング担当などが商品や企業自体のブランディング価値などの向上に努めなければならないのだが、当然、マーケティング担当は、経理の細かい知識は持ち合わせていないことが多い。このため、マーケティングの観点から見るとベストな価格帯であっても、経理的な観

点から見るとそうではないということが時として発生する。

　たとえば、高価格帯のサービス（売価1,000万円）を売ったものの、顧客から「1,000万も払ったのだから」という追加注文（サービスなど「モノ」でないものは、「納めて終わり」とはならないケースが多い）がかさみ、結果、多くの社員がその対応でかかりきりになってしまった。1ヵ月後、月次決算で社員が稼働した人件費分も原価計算をして分析したところ、1,000万円の売上があったのに、人件費がかさんで結果として950万円の原価で粗利が50万円程度になってしまい、共通経費を按分して差し引いたら結局赤字案件になってしまった──ということが起こり得るのである。

　製造業の場合、人件費は工場のラインや開発部隊など、張り付きの場合が多く、流動性が低い。このため、コストもいったん見定めれば、大きく変わることは少ない。しかし、非製造業の場合は人件費の流動性が高い。経理であれば人件費も簡単に数字化するイメージができているが、**現場担当者は、売価や材料・仕入原価などはイメージできても、「自分達の費用」に関しては自覚が薄い。**自分達の動き方一つで、商品・サービスの「粗利」も変わってくるという経理的発想は、実際に原価計算などの経験を積まないと身体に染みつきにくい。この点は、経理が普段の現場社員とのコミュニケーションの中からサポートできる点である。

　「経理社員も、現場スタッフをよく観察していないといけない」と言われる理由は、こうした「現場社員の働き方」が原価コストに大きく影響するからである。特に非製造業は、社員の動きも融通が利きやすい分、**動きがスマートな人はやはり利益を出す効率的な動きをし、そうでない人は、非効率な動きになりやすい。**特に商品・サービスは売れているのに利益が出ていない、という場合には、経理社員が人件費（つまり社員一人ひとりがどのように行動しているのか、という部分）を観察、指摘することで、サービス内容の範囲、価格帯、クレーム対応の際にかかる人件費も含めたトータルコストを正確に管理することができる。

■ BtoBの戦略経理

　BtoBのビジネスの特徴としては、固定、継続の受注先が多いことから、

受注先との関係性も数字に反映されることが多い。仮に大口の受注先から1年先までの取引を確定する代わりに割引を求められれば利益率が下がり、受注先の販促活動の手伝いという名目で展示会などに社員が参加することになれば人件費がかかり、原価率が上がるといった具合である。大口の取引先だからと喜んでいると、「毒まんじゅう」になりかねないことについては注意を払わなければならない。

　発注を受ける側としては、受注先が大企業であれば自社の「ステータス」にもなり、営業トークとして使えるので営業社員も仕事がしやすい。また、大口の受注先が上場企業であれば与信に関しても資金繰りの面でも安心だ。ところが、こうした目先のメリットばかりに気を取られていると、思わぬ落とし穴もある。

　たとえば、受注先の組織体制が変わり、新しい担当者が高圧的に無理難題な条件を突き付けて「嫌なら他に頼みます」と言ってくる場合がある。また、受注先の会社、あるいはその業界全体が不景気に陥り、突如として2割、3割と、発注額が減らされてしまうこともある。優良企業ほど景気動向に敏感なので、原価から広告宣伝費まで、キャッシュアウトする費用に関しての予算対応も素早いからである。

　このように、**自分達に落ち度はなくても、不可抗力で受注額が大きく変動するということを常に意識していなければいけない**のだが、良好な関係性が長期間続いていると、つい油断してしまうことが多い。「万が一」の際に、他の受注先で半年〜1年しのげるような受注額のバランスをとっておくこともリスクヘッジとして大切ではあるが、社長や現場は、受注先のクライアントと付き合いがあるため、「いけいけどんどん」になりがちである。この点、**担当者の「顔」を知らない経理だからこそ、このような客観的な数字に基づいた意見、提案ができる**。社長や現場の熱に冷水を浴びさせてはいけないが、冷えたおしぼりくらいのサポートで「冷静になってもらう」ということは必要なことである。

　以前勤めていたベンチャー企業の創立10周年パーティの席で、役員が「10年前に影も形もなかったこの会社が、上場もでき、こんなにもたくさんの社員がいる。それは嬉しいことですが、10年前にはなかったのだか

ら、また10年後にはなくなっているかもしれない。そういつも肝に銘じながらこれからも頑張っていこうと思います」と話していたのを、今でもよく覚えている。その時、少し浮かれ気分だった社員たちが、しん、と静まり返った。「いいことも、悪いことも、永遠には続かない」、このような客観的、冷静な視点がバックヤードの部門、特に経理部には必要であるということを、私はその役員から学んだ。

経理の具体的な作業として、過度な特定の受注先への依存の傾向など、「取引先」をベースにしたデータ分析を行っておくとよい。たとえば受注先の依存度合いから資金繰りに影響する金額などを算出し、今現在は問題がないが、もしこの大口の受注先から受注を20%減らされたら、原価と差引してもこれだけの金額が減るため、それをカバーできる分の新規開拓も並行して行わなければならない、など、経営者や営業部などにも情報提供をできるように備えておくべきだろう。そして、普段のコミュニケーションの中で、これから伸びそうな業界のクライアントには積極的にアプローチし、反対に景気の良くない業界のクライアントに対しては、今現在は良好な関係でも、保守的に受注予算を見込んでおいたほうが良いかもしれないなど、仕事上の提案をさりげなくしてもいい。

BtoBのビジネスのポイントとして、経理部で特定の受注先に依存をし過ぎた場合のリスクとして整理しておくべきは以下の点である。
① 受注先から条件の変更を求められると応えざるを得ない
② 受注先の経営リスクがそのまま自社にもシフトし影響を及ぼす

①のケースでは、発注を増やす代わりに、単価の値引きを求められるというパターンが多い。その場合、他の受注先と比べて売上は多いが利益率が低くなる。結果的にそれが自社によいかどうかを随時数字で確認するのが経理の役割である。「売上高」「利益率」「利益額」それぞれに、自社にとってどれだけ経営に影響があるか注視しておくことが大切である。毎日職場にいない税理士や会計士が物理的にできないことの一つに、こうした「デイリーレベル」での進捗チェックがある。これをしている会社としていない会社では、当然ながら数字にも差が出る。

また、②のようなケースでは、最悪の場合、受注先が突然経営破たんし

てしまうということも起こり得る。そのダメージは計り知れない。このため、経理としては、受注先の経営情報を随時チェックしていくとともに、もし依存度の高い受注先の取引が突如来月から「0円」になった場合に資金繰りや試算表にどのような影響を及ぼすか、もしそのようなことが起こった場合、銀行などの金融機関先から短期・長期の借入金でいくらまでか、といった数字も準備しておくことが大切である。こうすることで、もし経営者や現場がパニックになったとしても、「長期、短期の借入金でいくらまでは借入れできるはずですから、その猶予期間で穴埋めできる新規取引先を獲得できるかどうか検討してみてください」と、冷静に対応と提案を伝えることができる。その声で経営者も現場も、冷静さを取り戻し、現実的な対応の検討へスムーズに入ることができるのである。アクシデントが起きた際に、1日、1秒でも速く「どう対応するか」ということに集中できる環境を作ることが経理のできるサポートの一つである。このような**「最悪のシナリオ」を、できる経理社員は上司や社長に言われずとも準備している。**このような「経営者感覚」、「現場感覚」を持った経理社員を確保できている会社は、組織全体が非常に強いし安定感がある。

　想像してみてほしい。技術担当の責任者が真っ青な顔をしていたら、何か製品に問題があって大変なことになるのではないかと不安になるだろうし、営業部長が頭を抱えていたら、うちの会社はヤバいのではないかと思うだろう。同様に経理部長がパニックなっていたらどうだろうか。経理部長よりも、むしろその周囲の人たちが不安でパニックになるのである。経理社員が堂々と「大丈夫です。」と言うことは、社長を筆頭に皆を安心させるのである。

　経理は、万が一の時に真価、実力が問われる部署ではあるが、その時になって初めてその対策を始めても遅い。「万が一の時」に、どのくらいのリスクまでは持ちこたえられるか、というような目安は常に準備、理解しておき、実際にその事態が発生したら、経営者から声がかかる前にすっと提示できるようにしておくことが大切である。信頼され、評価され、「経理はただの計算部署ではない」と認識してもらうには、こうした備え、心構えが必要である。

━ ＢｔｏＣの戦略経理

　ＢtoＣのビジネスの場合、気象リスクやその時々の事件・ニュース、ブームなど、不特定要素に売上が突発的に左右されるリスクがある。「台風が近づいていますので、不要な外出は控えましょう」とニュースの気象予報士が言えば、業種を問わず店舗販売のものは、その日に売れる確率が低くなる。

　予算の策定に関しても、ＢtoＢとＢtoＣでは発想を切り分けて、それぞれの「受注環境」をイメージして策定しなければならない。

　実際の予算策定は、現場の社員が数字を決め、経理は反映のサポートをするのが一般的であろう。現場経験の長いベテランであればともかく、中途で他業界から入ってきた社員や若手社員が予算策定を行う際には、ＢtoＣならではの「数字の考え方」「数値化のしかた」についてもフォローできれば、より精度の高い数値になる。

　過去の実績値から、晴天と雨天がそれぞれ年間何日で、平日、休日、特定のイベント日など、晴天時と雨天時ではどれくらいの比率で売上に違いが出るのか、気温差による影響はあるのかなど、実績値の数値を分析し、そのうえで初めてその人の「予測・目標」を加味する。これが一般的な「考えた予算」の形であろう。このような予算策定においても、「冷夏だったら」「暖冬だったら」といった現実に起こり得る気象リスクや、事件やニュースによる買い控え、機会損失ということも、念頭に置いておかなければならない。

　予算というのは、実績値よりもその会社の内部事情が垣間見えるものである。その会社のバックヤード部門が盤石であればあるほど「予算と実績の数字の差異」は少ない。これは、計数管理のセンスが社長を筆頭に現場部門、経理部門など、おしなべて均質に「バランス感覚がある」ということを意味する。

　ＢtoＣ企業で経理部ができるサポートは、その会社の売上を左右させる要因となりそうなニュース、外的要因などを実績値から具体的に記録して情報を蓄積しておくことである。実際には影響がない場合もあるし、その

反対もある。経理はバイアスがかかっていないため、現場では関心がなかった分野でのニュースが、実は自社商品の売れ行きに関係していたという新しい発見ができるかもしれない。

数字でない「モノ」「出来事」を数字化することで、実際の予算計画表と「モノ」「出来事」はリンクしているのだというイメージを現場部門に持ってもらえるようになれば、現場社員の行動も変化する。

また、B to Cでは、スマートフォンの台頭に代表されるように、新たに普及した消費財の影響で、それまで使っていたものにお金を急速に使わなくなってしまうという**「時代の変化」にも、今まで以上に意識しなければならない。今までは数年単位、つまり中長期計画レベルで見ていればよかったものが、どんどん短くなってきている**のだ。

他業界の動向にも目を向け、他の業界で起こっている事象が自分達の業界にも数字的に影響を及ぼす可能性はあるのかということも、情報収集しておくべきだろう。予算実績分析の際は、数字が下がっていたら「〇〇がブームになってから、急速に自社製品の売上が下がっている」などといった相関性のある要因をいち早く見つけ、社長や現場部門に報告することも、最初に確定数値を見ることができる経理の役割の一つである。

数字を一番早く見られる経理社員が迅速に正しい分析ができていれば、社長はどの企業よりも先んじて正しい経営判断ができる。これが最強の企業戦略につながるのは言うまでもない。

■ コンテンツ業界の戦略経理

コンテンツ業界は「商品・サービスのクオリティと売上が比例するとは限らない業界」であり、コンテンツビジネスは「生活必需品ではない要素が高い」ものを扱うビジネスである。つまり、いかに「人の心を動かすものを提供できるか」がカギとなる。

トイレットペーパーであれば、気に入ったメーカーがあったとしても、品切れであるなどの事情があれば、他のメーカーのものを買うこともある。しかし、音楽、ゲームといったものに、妥協や我慢は必要ない。本当に「欲しい」と思うものにだけ、顧客は対価を払うのだ。これは非常に高

いハードルである（ただし、周囲のブームに押されるなど、爆発的に売れるケースもある）。

　このため、同じ商品を買ったとしても、人それぞれが感じる費用対効果というのは数値などで予測したり、推し量ったりすることが難しい。多くの業界では前年度実績を基準に予算を推測できるが、コンテンツビジネスではその法則が当てはまらない。あるゲームや音楽、書籍が大ヒットしたとしても、シリーズ化して第2弾を出したら、全く売れなかったということもある。一方で、新入社員の企画が、若者の心を掴んで突如大ヒットするということもある。このため、こうした業界では、予算計画、中長期計画などの策定が、ルーティンの業務の中でも最も難しい作業の一つになる。

　日本中誰もが知っている人やゲーム、そしてそれらにまつわる関連グッズなどを扱っている場合には、過去数年安定した売上根拠がある「人」、「モノ」であれば、予算策定的には問題ない。とはいえ、前述のように安定して売れていたものがぱったりと売れなくなることも、コンテンツ業界では珍しいことではない。このため、一つの商品、サービスがヒットするかしないかを見届けてから次の商品、サービスを開発するのではなく、「常に」「同時にいくつも並行して」新しいコンテンツを開発し続けなければいけない。予算上は「コンテンツAで○億、Bで○億…」と想定していたとしても、製造業ほどの確実性は乏しいかもしれない。それでも、実力のある会社であれば、予算上のアイテムとは違うものの、「トータルとして」予算と実績を一致させることは可能なのである。

　コンテンツ業界のもう一つの特徴として、一度売れ始めてしまえば、あとは売れれば売れるほど、製造業やサービス業に比べ原価率が「劇的に」下がるということが挙げられる。ゲームや本などが一度完成してしまえば、実質その後かかる原価は同じものをプレスする費用と著作権のロイヤリティ、諸経費と、必要であれば広告宣伝費くらいである。「大ヒットすれば、お札を刷っているのと同じようなもの」と言われる所以はここにある。他の業界では、売上が上がるほど原価率は「逓減」はしても「激減」はしない。むしろ、場合によっては量産のために設備投資をしなければいけな

い場合もありうる。その点、コンテンツ業界では設備投資は必要ない。このため、一つのヒット商品で爆発的な利益、内部留保が確保できるのだ。

コンテンツ業界において重要な鍵は、**大ヒットで得た内部留保を、次は「どこに」投資をするか**ということである。人件費か、商品開発費か、広告宣伝費か——その配分のセンスによって、その後が大きく変わるのである。

こうしたコンテンツ業界の特徴というものを、数字を扱う経理部門がしっかり理解をしていなければならない。ある種博打的なコンテンツ業界においても、やはり経営者の至上命題は「どうやって安定的な収入を得るか」である。これに関しても、経理的視点からアイデアやヒントは供出できる。

例えば、あるヒット商品にまつわるコンテンツのグッズ販売、会員制のWEBサイト運営、イベントの開催、著作権・肖像権のビジネスなど、継続して売上が上がるビジネスモデルを経営陣や現場部門に提示して、そのうえで、そのビジネスに見合うコンテンツの具体案を考えてもらうのである。たとえ100円、200円でも、粗利がほぼ100%という収入が一番生産性の高いビジネスである。

あるコンテンツのミュージアムを作ろう、カフェを作ろう、海外展開しよう、など、多くの案が経営陣や現場部門などから出ることであろう。ただし、そのすべてが売上や利益を生むとは限らない。場所が必要なものであれば、その設備投資分を回収できるだけの売上がそのコンテンツは持っているのか、あるいはそのコンテンツと飲食は相性がいいのか、過去に他社が同様のことをして失敗していないか、といった検討は必要だ。発想は自由でいいが、「精査」は経理的視点がないと非常に危険である。自由な発想のもとにアイデアや企画が生まれ、最後に経理的視点で精査する。反対に事前に**経理が「利益の出るビジネスモデル例」を提示して、それにのせることができるコンテンツを現場に考えてもらう**のも「あり」だ。このような経理と現場が切磋琢磨できる企業は、「安定したコンテンツビジネスを生みやすい組織」へと成長していくことだろう。

戦略経理実務ノート

Ⅱ　経営管理実践

1 原価管理演習

以下の会社の原価計算を行ってみよう。
売価2,000円で販売予定の商品を作ることとなった。
月産2,000個の予定。前提条件は以下のとおり。
この商品の標準原価はいくらになるだろうか?

・材料費は1個につき550円の見積もり
・工場と機械はすでにあるものを使用するが、工場と機械
　の償却費は月10万円
・金型を300万円で購入予定。この金型で6万個生産予定
・製造には3名必要。人件費は1人20万円／月
・水道光熱費などのその他加工費は50万円の予定
・工場は25日稼動で1日8時間

計算：
★1個生産するのに必要時間
・25日×8時間×60分＝12,000分
・12,000分÷2,000個＝6分
★加工費合計
20万円×3＋10万円＋50万円＝120万円
120万円÷12,000分＝100円
100円×6分＝600円
★金型償却費
300万円÷6万個＝50円／個
★原価合計
550＋50＋600＝1,200円
★粗利
2,000－1,200＝800円

1個生産するのに必要な時間をまず算出する。昔はストップウォッチで実際に物を作る時間を計ったようである。この例題では単純に総稼働時間を生産個数で割ってみた。

　重要なのは材料費以外の加工費がいくらかかるかである。これによりこのラインの1分あたりのコストがわかるのである。1分100円のラインを使って6分かかっているのでこの製品には600円の加工費がかかっている。これに変動費の材料費、金型償却費を足して原価を算定した。原価は1,200円である。これが机上の計算なので標準原価である。

　もちろんこの原価でも利益が出るような設定を行うのであるが、さらに製造時間を短縮する、つまり多く作ることにより加工費単価を薄めることが製造業の利益の源泉である。習熟すると物はたくさん作れるがこれが戦後一貫して日本企業が伸ばしてきた生産技術といわれる領域ではないか。

補足1：
年間売上は2,000円×2,000個×12＝4,800万円
年間粗利は800円×2,000個×12＝1,920万円
販売管理費が1,920万円以下であれば黒字となる計算

補足2：
予定の月産2,000個が3,000個生産できることとなった場合の原価はどうなるか？操業度にかかわらず、人件費・他の加工費の増加はないものとする

12,000分÷3,000個＝4分
4分×100円＝400円
加工費が600円から400円に下がり、原価は1,000円に

　この例題で生産が3,000個まで伸びた場合の原価計算を行ってい

る。実際原価と呼ばれるものである。反対に操業度が下がれば原価が上がってしまうので、最低限の生産を計画しながら、少しでもその生産量を増やす努力が求められる。もちろん在庫の問題もあるため、売れなければたくさん作っても意味はない。

以上から、ここで例としておこなった原価計算は経営そのものということがわかっていただけると思う。

- ・固定費と変動費の比重がポイント
- ・操業度を上げることにより固定費単価を小さくすること
- ・設備投資を行うときにも、投資金額とその後の売上の予測がポイント

工場経営をされているかたは、ときに急にものづくりの見積りをもらうことがある。このときに今回練習したように頭のなかでシミュレーションを行うことが必要なケースもある。もちろん正式見積りは後日出せればいいのであるが、瞬時に判断を求められることもあるので常に自社の状況を把握しておき、ビジネスチャンスを確実につかむことが重要。

私も前の会社の子会社の工場でたまたまそのような機会があり、社長が瞬時に上記のような計算をして、お客さんに即答していた現場を目撃した。社長は入社が経理であり管理会計が得意であった。経理で入社しながら子会社の社長まで勤められ、経理の能力を経営に十分活かしたケースである。

経理部門の方も、経理の経験を経営に活かすチャンスがあることをお伝えしたい。

2 損益分岐点（会社の売上はいくら必要？）

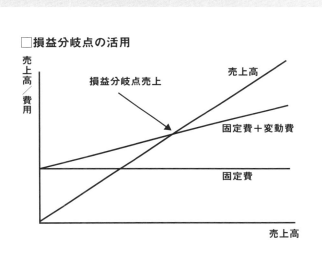

固定費がどれくらいかかるか、固定費を補うにはどれだけの売上高が必要かなどは常に頭に入っていなければならない。

御社の売上は最低限いくら必要ですか？この質問に即答できますか？これも社長や経理に求められることの一つである。これは従業員に支払う給与や家賃などを払うのに必要な売上の意味である。

物を売っている会社であれば粗利が経費以上に必要となる。そのため経費（固定費）を粗利率で割った数値が最低限必要な売上金額といえる。これが損益分岐点といわれるものだ。

毎月の経費がいくらかかっているか、粗利率がどれくらいかを把握している社長は上記の質問に即答が可能となる。たとえば月1,000万円の経費が掛かる会社で粗利率が60％の会社であれば年間経費1.2億円÷60％＝2億円である。

先ほどの質問を逆にすると使える経費の上限が決まってくるのであ

る。2億円の売上で粗利60%の会社が使える経費の上限は月1,000万円。この場合1,000万円以下に経費を抑制するとその分が利益になるのだ。

利益を増やすには売上を増やすかコストを減らすかのどちらかもしくは両方である。

売上を増やすには数を増やすか単価を上げるか、もしくは両方である。売上の数を増やすには店舗であれば入店者数×購入率であるため、入店者数を増やすか、購入率を増やすかなどとなる。

コストを減らすには原価を下げるか販売管理費を減らすかである。

どんどんとブレークダウンしてみていくことが重要である。

どの段階で課題があり、その課題をクリアすることで利益を増やせるかなどを冷静に分析するのは経理の役割である。

----

❸ 売価の決定

値引きはどこまでしてもいいのだろうか?

売価を変更することによりどれくらい利益へ影響を与えるかを考えてみたい。以下質問を記載したので一度考えていただきたい。

【質問】

以下のような会社(売価2,000円の商品を年間2万4千個販売)が売価の20%値引きを行うことになった。この場合、同じ利益を確保するのに売上数量をいくら増やさなければならないだろうか?

売上高 4,800万円

原価　 2,880万円

粗利　 1,920万円

経費　 1,600万円

利益　 320万円

【回答】

2,880万円 ÷ 24,000個 = 1,200円

2,000円 × 0.8 − 1,200円 = 400円

1,920万円 ÷ 400円 = 48,000個

なんと売上数量を2倍にしないと同じ利益が確保できないのである。

　この計算は一個あたりの原価を計算し、売価引下げのあとの一個あたりの粗利を計算する。同じ粗利総額を確保するための必要売上個数は粗利総額を1個当たり粗利で割る。

　このケースでもし値引きをして同じ数量しか売れなければ売上3,840万円、粗利960万円となり、経費を引くと640万円の赤字となる。**売価を変更するときには粗利はどうなるのかを考えることが必要**ということである。実際には一つだけの商品の会社は少ないが、複数の商品を扱っている会社は構成比により全体の粗利も異なってくるので、**商品ごとの粗利を把握することなども必要**になっていく。

- -

4 予算策定

　●**予算策定のポイント**
　①**策定にあたる担当と分担を明確に決めておく**
　②**予算の体系や構成を明確にしておく**
　③**実績の把握がやりやすい予算項目にしぼる**
　④**成果と評価がわかりやすいものとする**

　予算とは、金額・数値で示された一定期間の総合的な管理といえる。英語で、計画はPlanning、予算はBudgetという。一般的に狭義の予算とは、一決算期間の目指すべき利益や資金などを数値で表現したもので、次年度の損益計算書と貸借対照表を予測したものと思えばよい。

　会社は長期的かつ計画的な経営方針を持ったうえで、次年度の売上予算や設備投資予算を立案していく。最重要となる予算目標は「売上」と「利益」であろう。立案にあたり、スタート台となる情報は、過年

度の決算数値、売上・原価、設備投資、資金繰り、人件費、経費などの実績数値である。これらの数値をベースに次年度の経営目標を踏まえ、それをどのように実現させるかを社内で協議する。これが「予算調整」といわれる策定段階である。各部門がバラバラに予算を作り、それを積み上げても目指すべき数値にはならないので、この予算調整が重要となる。

予算策定の方式には、「トップダウン型」と「ボトムアップ型」があり、それぞれ長所・短所がある。

トップダウン型　　①経営トップの意思が十分に反映できる

　　　　　　　　　②命令型なので、立案スピードが速い

　　　　　　　　　③押しつけ予算とおもわれる

　　　　　　　　　④現場の実態と乖離（かいり）する予算になりやすい

ボトムアップ型　　①社内の参画意識が高まる

　　　　　　　　　②達成しやすい予算になりがちになる

　　　　　　　　　③積み上がった予算を修正しにくい

どちらかの型を採用するのではなく、**経営トップによる立案のガイドラインを出し、それをもとに現場ラインと綿密な調整協議をするとよい**。また、策定に要する時間も問題となる。調整にあまりにも時間をかけることはよくない。ときには、英断も必要となるだろう。

予算策定にあたり、実務的なポイントは以下のようなものであろう。

1) 策定にあたる担当と分担を明確に決めておく

企画部門、経理部門、製造部門などの各部門がどのような予算項目を担当し、経営トップとの窓口は誰になるのか、などである。策定スケジュールも重要である。また、予算管理の実施に関して、社内規定として文書化しておくことである。

2) 予算の体系や構成を明確にしておく

予算は、長期的な事業計画や各事業部などの現場目標と整合しており、論理的な体系づけが求められる。また、数値化も重要であり、「〜を向上させる」などのお題目的な表現は避けたいものである

3）実績の把握がやり易い予算項目にしぼる

　予算の執行において、予算と実績が対比できる目標に限定し、かつその実績数値が速やかに把握できるものがいい。実績数値がつかめないと、差異分析ができない。

4）成果と評価がわかりやすいものとする

　結果評価では数値で客観的に評価できるように、策定段階から考えておく。**実績と予算との差異分析評価では、「やる気」を阻害しないように、数値以外の項目や過程にも配慮がいる。**また、「成果」が報われる労務面でのしくみも必要となる。

第 **3** 章

戦略経理の強化策

積極的戦略経理に必要な「○○力」

━━ なぜ経理作業「以外」の能力が、これからの経理社員に必要なのか

「自分は経理なのだから、経理業務だけをやっていればいいのではないか」という意見ももちろんあろう。では、「経理業務とは何か」と尋ねられたとき、どう答えるか。もし、「経理の実務作業と資料の作成」以外の答えが出てこないとなった場合、その人自身は満足だろうが、現場の社員から見ると「物足りない」のである。なぜか。「仲間として戦力になってくれていない」と感じているからである。

経理業務は、もはや「経理の実務作業と資料の作成」だけの時代ではない。だから周囲はそのような人を見て「計算だけしかしていない、資料しか作っていないのなら、機械や外注でもいいのでは」となってしまうのである。

これだけ機械や会計ソフトが進化し、さらにはAIといったものまで出てくる以上、経理作業の多くを占めていた実務や資料作成のための時間はこれからもどんどん減っていくであろう。ここで問題なのが、「空いた時間をどう活かすか」である。空いた時間をただなんとなくやり過ごしていたら「機械が入ったのだから、経理部5人もいらないでしょ。3人で十分まわるんじゃない？」となるのは目に見えている。

つまり、少なくとも「あなた自身の存在価値＞経理の存在価値」にしないと、こうした生産性・効率化の波に飲み込まれてしまう。そのためには、「あなただから雇われている」とするために、何ができるのかを考え、行動し、一定の評価を得ることが良いスパイラルを生む。自分というものを正しく評価してもらうことで、意見に耳を傾けてもらえるようになり、仕事も成果もより早く上げることができるようになる環境が整う。客観的な評価というのは、あくまでも最後は周囲がするものである。経理社員は愚直であり、真面目過ぎるきらいがある。それは当然そのままで良いが、それ

に加えて、このような経理以外の視点もこれからは意識を持ったほうがよい。周囲から「○○さんがいてくれないと困る」「○○さんがいてくれるから助かる」というように、周囲から固有名詞で評価を得られるようなコミュニケーション、仕事や情報の共有、サポートが今後は重要となろう。そこで初めて、「○○さんがやっている経理という仕事も、大切な仕事なのですよね」と認識をしてもらえるのである。「ここまでしなければ経理を理解してもらえないのか」と釈然としない部分もあろうが、これが現実であるし、現実を直視しなければ何も前進しない。

　経理は「会社における番頭、参謀」ということを昔から言われている。これは、経営者が頭を抱えている時にただじっと黙って見ているだけではこのようなことは言われない。「大丈夫です、なんとかなりますし、しますから。だからしっかりしてください！」と、相当の覚悟をもって社長を支えた先人の経理たちがいたからこそ、ある言葉である。私達も受身でなく「自分の頭で」考えて、行動する。そして皆を支える。そのような「内面の覚悟」があるかないで、その人の「見られ方」「評価のされ方」も決まる。「経理の人」から「○○さん」になるのもこのような人である。そうなるために、経理作業の知識以外に具体的にどのようなことが必要なのか、ということを考えていきたい。

■ 何をキャリアアップの目標に定めるか

　経理社員を対象にした「今後伸ばしていきたいキャリアアップのための目標は」という質問に対して、最も多く挙げられたのは、「経理に関する知識の蓄積」だったそうである。しかし、「知識の蓄積」は「目標」ではなく「日常習慣の一つ」ではないだろうかと、私は思う。営業であれば、取引先や業界の情報入手などは日々アップデートしている。彼らにとっての目標は、受注の数値目標などであろう。「知識・情報の蓄積」が日々の習慣である人たちから見ると、それを「目標」に掲げている経理社員には多少物足りなさを感じてしまうのではないだろうか。

　では、売上を持たない経理が何を業務目標にすればいいのだろうか。

　それを見定めるためには、まず自分が「どのような人」として職場に認

知されたいのか、されるべきかを見定める必要がある。経理部は営業などのように売上数値目標を持てないし、企画部、開発部のように企画や商品の開発などができる立場にない。一方で、経理スキルを積み上げても、経理部以外の人はそのすごさが「わからない」。このような不利な環境の経理部が何を会社に売り込めるかと言えば「自分自身」、つまり「人間性」である。それであれば経理であるメリットを十二分に活かせるはずである。

「あの人が経理だったら安心」「あの人が皆のお目付け役だったら会社は大丈夫」「あの人に聞けばお金のトラブルの解決方法がわかるはず」そのように認知されることを目標にまず考えてみてはどうだろうか。

私の提案は、「ギャップに注目する」ということである。人間はギャップに弱い。もっと簡単に言うと「経理なのに、意外」と相手を驚かせて、まず「経理の人」ではなく、「〇〇さん」として認知されるということである。「経理なのに、役員を説得するのが上手い」「経理なのに、意見を束ねるリーダーシップ力がある」「経理なのに、アイデアや発想が豊富」など、「経理は口下手そう」「経理は意見を言うことがなさそう」「経理は頑固そう」というイメージと反対のスキルを伸ばすことが効果的なのである。

周囲が「意外」と一目置く特技、特徴を持つことで、「経理の仕事もできるのに、これもできる」と重宝、評価される社員へとステップアップしていくのである。つまり「経理だから〇〇する力がある」という目標だけでなく、「経理なのに〇〇する力も持っている」ことも目標にしていきたい。同じ努力をするなら、より、効果的な努力をしたほうがよい。これも「戦略」の一つである（当然、常識的な経理知識のアップデートも必要である）。

なぜこのようなことをしたほうが良いかというと、そのほうが組織をマネジメントする際に指示や依頼を聞き入れてもらいやすくなるからである。そしてそのマネジメントの成果が評価となってフィードバックされ、「唯一無二の社員」として存在することができるのである。

━━ 数字の「センス」を拡散させる

次に、経理の存在を認識してもらうために示すべき役割の一つに「数字のセンスを社内に浸透させる」ということを提案したい。

もし社長や営業社員に数字の感覚やセンスが備わっていたら、経理の存在する意義を最初からわかっていることだろう。むしろ「経理なのだから、もっと数字のスキルを磨いてレクチャーしてほしい」「経理なのだから、当然数字は得意だよね」とプレッシャーをかけてくるくらいである。一方で、「経理？毎日何をしているの？」「楽そうでいいねえ」「毎日計算だけをしていて楽しい？」といった声をかけてくるような職場は、まさに「数字のセンスのない」職場である。いくらあなたが経理のスキルを磨いたところで、それを理解してくれる人がいないし、評価されない。さらに、経理がいくら「このままだと赤字が膨らみます」と生真面目に進言したところで聞く耳を持たない傾向が強い。結果、倒産、吸収合併されるという最悪の結末を迎える会社が多いのである。そのような悲劇が起きないように、「仕事というのは数字を意識しながら行う必要がある」ということを繰り返し伝え、習慣になるまで啓蒙することが、経理部が会社に貢献できる役割の一つなのである。

どのような仕事にも数字やデータは存在する。ただし、それは「勘」「経験」という言葉で置き換えられやすい。

たとえばスーパーへ買い物に行くと、惣菜コーナーの奥の厨房で商品をパック詰めしている従業員がいる。そのような人達にも数字は関わっている。実際はその人達も数字やデータで無意識に分析をしているのである。1時間に30個パッキングしなければいけない、となれば、30分で13個しか完成していなかったら暗算して「今のペースでは駄目だ」と考え、人手や天気によって、欠品になりそうな商品を予測し、実際に1時間で既に何個売れているかを自分で見に行くなど情報を入手して、誰に言われなくても追加パッキングの準備をし、責任者に進言していることだろう。また、「大雪の日に、あの商品が30個完売した」など、思い出やエピソードとしてその人の頭の中にデータを蓄積している記憶が引っ張り出されて対応することもある。それを当事者は「経験」「勘」と言うかもしれないが、このような「具体的なエピソードや習慣」を実際に数値化、データ化して集約し、情報を共有することができれば、その人以外の人達にも同じ習慣が備わり、自動的に数字やデータのセンスを磨くことができる。

経理でも全く同じである。**数字のセンスのある経理社員がいれば、その周囲にいる人たちは日常生活の中でその影響を受け、無意識にそのよい数字のセンスが備わっていく。**さらにはコスト意識、受注先の選定などにも影響を与え、売上、利益へとつながっていくのである。それが「経理」のなせる業である。

その方法の一つとして、私が現場担当者に伝えているのは、会議などの発表の場で必ず「数字、データ」を入れたプレゼンテーションや説明をする習慣をつけたほうがよい、ということである。たとえば、今月の目標を発表するときに、「新規を獲得できるように、とにかく頑張ります」ではなく、「新規3件獲得を目標にします」としたほうが上司も具体的なアドバイスがしやすい。「頑張る」というのは人によって基準が違うので、本人が頑張ったと思っていても、周囲から見たら全く頑張っているように見えないということもある。その点、「3件」というような数字というのは認識が全員一致している。だから「少し少ないんじゃないか」「まずは1件でいいよ」など、具体的な指示やアドバイスが周囲も言えるのである。

あいまいな目標には抽象的なアドバイスしかできないが、具体的な目標には具体的なアドバイスができる。職場の認識を合わせるのに、数字、データというのはとても有効なのである。会議での月次決算の発表だけでなく、いろいろな場面、シチュエーションで数字、データを意識した会話を広げていくと、まとまりのある職場になり、具体的な目標、それに対する具体的なアドバイスの繰り返しで数字もよくなっていく。

経理を通して得た能力、経験を「アウトプット」することで、それが何倍にもシェア、共有、拡散され、あなたの能力も認められ、意見にも耳を傾けてもらえるようになり、仕事自体もしやすい環境になるのである。

■ ファシリテート力

会議でのシチュエーションで、議題は山積しているのに、遅々として結論が出ない、まとまらない、ということがある。ここで私が提案したいのは、議長とは別にファシリテーター（促進者）という役割を設けてはどうか、ということである。そして、その役割には経理社員がふさわしいのではな

いかと、私は考える。

会社の議題は数字に直結するものばかりである。このため、数字をもとに話を進行していなかければならない。たとえば意見が積極的に出なければ、経理社員が手持ちのデータを提供して、まずこれについてどう思うか、という感想や意見を皆から引き出して、それから0から1へのアイデア出しへ誘導する。期首から半年経過して売上が芳しくないために集められた会議であれば、期首から半年間の月別と前年対比の数字だけの資料を提示して、「売上が芳しくない理由は、異常気象による影響か、世の中の突発的な出来事か、あるいは業界に影響する法律改正か、どうようなことが原因なのでしょうか」と、答えを「誘導」するサポート役を担うのである。

なぜこれが必要かというと、ネガティブな情報を突きつけられると、突然「私達だって頑張っているのです」とういうような精神論の話が出てきて会議の主旨とずれてしまい、会議が長引き、参加者全体のモチベーションが下がる場合があるからである。**自分が意見できない会議には人は参加したがらないし、参加する意味がないと思っている人は実に多い。**このため、会議ではなるべく多くの人に手を変え、品を変え、YES／NOレベルででも答えられるような質問を考え、Q&A方式で誘導してあげることが大切なのである。

また、「予算が未達成になりそうだ」と集められた会議の場合、現場担当者にとっては、その主旨が「原因を特定し、改善策を考える」ものであったとしても針のむしろのようなものであろう。「叱責されるのかもしれない」「こんなに頑張っているのに自分のせいにされたらたまったものではない」「今日こそ社長に文句を言ってやる」といった思いもあるかもしれない。このため、この会議の主題は、過去を叱責するのではなく、これからをどうするかというために集められた会議だ、という主旨を繰り返し共通認識として植え付ける役回りの人間が必要なのである。

それに現場VS経営陣のような構図の会議の場合、どちらかの所属の人間が進行役になると、「あなたに言われたくない」と感情論になりかねない。この点、バックヤード、それも数字がわかっている人間が「中立」の立場としてレフェリー役として進行することで、会議体もフェアな環境に

なるのである。

　経験上、何となく集まった会議ではろくな意見は出ない。会社として**「利益が出るための会議」を行うには台本（シナリオ）が必要である**。数字のことをわかっている経理であれば、どのような話し合いをすれば利益の向上につながるディスカッションができるかということが事前にわかる——つまり、その会議の脚本家の素養がある。あくまでも主役（演者）は社長や現場である。彼らが輝くために、感情論ではなく、あくまでも数字を根拠とした客観的な視点や筋書きが必要なのである。

　具体的には、月次決算報告の会議であれば、経理社員が進行役となり、月次の数字を見て、社長が聞きたそうだと思える質問を各部門長にして、それに各部門長が答える。そのようなQ&A方式のやりとりの中で、ある程度、今後どうすべきか、という「社員だけの意見」を引き出す。そして「今月は前月比10%増の契約件数を目指します、ということでよろしいでしょうか」と、わかりやすくまとめた上で、「これまでの部分で何か感想や意見はございますか」と社長に意見を求めるという形式をとっていくのも一考である。社長の心理として、「自分の意見ばかりに頼るのではなく、社員同士でコミュニケーションをとって課題解決してほしい」と思う反面、「自分の意見もやはり一言添えたい」という気持ちがある。このような社員だけの意見を引き出す形式をとることで、社長としてもある程度安心し、「自分もさらに彼らのために会社を良くしなければ」と社長のモチベーションも上がる。当然進行役の経理に対しても「大切な役回りだ」と認識するのである。

　経理が進行役となることで、「たとえば」と、わかりやすい解答例をいくつか提示することもできる。間違った方向に議事進行がいかないように調整をし、利益が出るための、生産性の高い、時間の短い会議ができるようになる。こうしたファシリテーターを設ける会議の習慣が参加者に根付けば、各部署で分科会をしても、同じようなやり方で、短時間でこまめに改善、改革ができる組織になっていくのである。

第3章　戦略経理の強化策

━━ 選定力

　人手不足の問題は、他の職種同様に経理も深刻である。また、昨今は残業時間の管理にも厳しい。さまざまな発想やツールで、これらの労働環境を改善していかなければいけない時代である。

　経理社員は、このような問題に「社長や人事がなんとかしてくれる」「自分はそのようなこと（システム、外注など）には詳しくないし、興味もない」と「他人ごと」にすり替えてはいけない。

　とはいえ、「経理は黙って忍耐すべし」とか、「自分が二人分、三人分頑張ればいい話ですから」と自己犠牲を払い過ぎてもいけない。その精神は素晴らしいが、現実的にそうなると、もしその人に何かあった場合に代役がすぐ見つかる時代ではないので、経理部署の業務自体がストップするという事故が起きやすくなる。

　経理をはじめバックヤード部門の重要な役割の一つは「会社として事故が起きない、起こさない体制づくり」である。いくら社長が「人件費がもったいない」とバックヤード部門の人員を減らそうとしても、会社全体の業務のオペレーションに事故が起きてしまえば本末転倒である。たとえ相手が社長であっても、はっきり意見を言わなければいけない。ただし、その際には、ただ「困ります」ではなく、「こうすれば、コストも抑えられつつ、現状の経理や現場社員の負荷が減ります」という提案をする必要がある。そうしなければ、社長は聞く耳をもたないし、興味すら示さない。

　幸いにも、インターネットの普及で、検索をすればさまざまな業者を探すことができる。「このシステムを導入すれば、社員の負担も減り、数字も早く社長に報告できる」「この外注に委託すれば、不正が起こらないワークフローもできるし、必要な時には専門的な相談もさせてもらえる」など、**自分で「探し出して選定までできる」能力が、経理部をよい環境に整えるためには必要**である。このような発想があれば、自然とどうすれば組織の生産性が上がり、スリム化できるか、という考え方も身につく。実は、このような能力・姿勢は、経営者がバックヤード部門に求めているものの一つである。案を採用するかしないかは別として、**社長は常に社員からの前**

89

向きな提案、意見を求めている。前向きな意見をまめに発信することで、社長から「会社にコミットしてくれている社員」として認識され、評価されるはずである。

■ プレゼンテーション力

経理社員の大きな特徴の一つ、それは「プレゼンテーション力が弱い」という点である。この点について、私は、経理社員は「本来100のものは100として報告するものであって、それを200や1,000に盛って話をするのは、嘘にならないか」ということにとらわれがちなのではないか、と考える。

たとえば中長期計画において3年後、5年後の売上や利益の予測を策定する場合、「期待値も含め、現在の売上の5倍、10倍ほどになります」と策定、提示しても、その算定根拠がありあさえすれば、「本当にできるのか」とは言っても「嘘だ」と言う人はいないだろう。未来のことは、誰にもわからないからである。

しかし、「結果」については、「真実」があるので盛ることはできないし、盛ったらそれは「嘘」になる。そして、相手が誤解するような言い方を極力せずに、真実のまま、わかりやすく伝えるのが、よい経理である。多くの経理社員の業務内容の比率として、予算のような未来に関することは月に1回、何か月に1回といったスポット的な作業で、日常作業は過去の集計、それをもとにした分析作業という類が多い。したがって、「盛らない」「あるがまま、わかりやすく伝えることが第一優先」という習慣が染みついて「真面目すぎる（面白みに欠けるという意味であろう）」という経理社員の特徴ができあがるのではないだろうか。

それ自体は、私はそれでいいと思っている。しかし、経理社員も場面に応じて考え方、キャラクターを使い分け、演じてみてもいいのではないかと思う。

「数字を語れる」ということはビジネスにとって本来圧倒的な強みであり、経理社員は他の部署より有利なはずである。これからの経理社員は、「経理実務＋分析＋課題解決の提案」という作業をワンセットとして意識し、か

つそのアウトプットを、わかりやすい形で提言できるスキルを磨いていくことが重要である。

クライアント先で、コンサルタントがたった三つの単語をモニターの画面で示し、あとは社員に口で説明をしていた。それは私が遠くから聞いていてもとてもわかりやすく参考になるものだった。経理社員もそうした、プロのコンサルタントのプレゼンテーション方法を勉強して、自分のものにしていく「したたかさ」もこれからは持つべきではないだろうか。

こうしたプレゼンテーションのスキルを身につけることで、これまでは実際の実力や成果の5掛け、7掛けの評価しかしてもらえなかったものが、反対に3割増し、5割増しの評価を周囲から得ることができるはずである。

MEMO

経理を取り巻く環境は大きく変わってきている。大型書店へ行ってみると、会計のコーナーは何段もあるのに、経理のコーナーはどの書店も1段だけである。なぜそうなのかを私は考えてみた。私は以前PR会社に勤めていたので、現場社員が編み出していたPR手法と照らし合わせてみると、これはコンサルタント業界の方達が、自分達のブランド価値を高めるために「会計」という言葉を上手にプロモーションした結果ではないかと思うのである。その結果、「経理」より「会計」のほうが、良いイメージ、洗練さえたイメージが植え付けられ、他の職種とも相性が良い印象が根付いたのではないだろうか、という推論である。「ビジネスパーソンは経理を覚えろ」より「ビジネスパーソンは会計を覚えろ」のほうが、やはり読者は手に取るのではないだろうか。そういうことである。

しかし実際は、会計コンサルタントと名乗っている方が一般企業で経理の仕訳処理をしたことがない、ということはあっても、経理をやっている人で会計を理解していない人はいない（はずである）。このような実態、事実があったとしても、それを知らない一般の人達は、経理より会計のほうが上、という印象を持ってしまっているのが今の

現実である。

　そしてこの現状は、経理に携わる人間にとって侮れないことである。今以上にさらに「経理なんて誰がやっても同じ。機械でいいのだ」という情報をさらに「プレゼンテーション」されてしまうと、それが事実でないとしても、それが世の中の一般認識として固定化されて現実的に消滅してしまう可能性もあるからである。風評というのは真実を捻じ曲げてしまうこともある恐ろしいものなのである。

　経理業務に携わったことのない読者の方には抽象的な表現で恐縮だが、**「数字の分析」というのは、決算書など、外から見るものではなく、本来は「内から感じるもの」**なのである。なぜなら、日々の伝票、証憑、仕訳など、「決算書の材料となるもの」を自ら触っているからである。簡単な例えとして、プラモデルに例えてみると、決算書というのは、既に完成されたプラモデルを見ているということである。そして経理はそのプラモデルを「一つひとつ作っている」立場なのである。

　会計コンサルタントというのは、その完成したプラモデルを見て「この部分が不格好だ」「こういう色のほうがもっと売れる」と批評する立場である。

　つまり、経理と会計コンサルタントとは、立場としては全く役割が違うのである。

　にもかかわらず、「経理はもう不要」と主張する人がいる。つまり組み立ては誰でもできる、オートメーション化すればいいという主張である。

　なるほど一理あると思う。経理社員の立場としてこれに反論するにはどうすればよいだろうか。これに反論ができなければ、経理社員はコンサルタントに負けてしまうのである。だから、こうした論理にも耳をふさがずに、どうしたら経理の意義を説き伏せられるのだろうか、と考えることも今の経理社員には必要なのである。

　仮に私がこの問いを突きつけられたら、こう提案する。「確かにそうですが、例外が一つあります。それは会計コンサルタント以上に、客観的に外から目線で分析もできてしまう経理社員だったら、コンサル

タント自体が最初から不要です」ということである。

　つまり、「批評する」という行為自体は、「良い、悪い」くらいなら、コンサルタントでなくても言える。「こうすれば経理社員は要らなくなる」、と主張する人達は、一見クライアントのことを思っているように見えるが、実際は自分の仕事の生き残りをかけてそう主張している可能性がある、ということである。世の中のため、赤字に苦しんでいる企業のためではなく、本当は自分の生活のためにそのように主張しているということである。

　なぜそう思うのかというと、まっとうな社長は、経理であろうがアルバイトであろうが、一度関わった社員は誰であれ大切にしているからである。月額30万円コストが下がるから、○○さんをリストラしよう、などと簡単に言える社長や役員は、残念ながら私が今お付き合いさせていただいている周囲の人達にはいない。皆さん、「どうにかして今のメンバーで誰も辞めさせずに成長していきたい」という社長や役員ばかりである。確かに一般社員の中には、違う意見を持った人もいるが、経営陣、特に社長というのは、一度自分のところに入社した人間は、いくら仲違いして、社員のほうは社長を嫌っていたとしても、社長はやはり相手に対して愛情がある。それが社長というものである。そのような社長に対して「人減らし」という提案は、本当に最後の最後、打つ手がない、という状況ですべきものである。それが最初に提案として出てくる場合は、クライアント目線ではなく、利己的な目線の発想から来ているのではないかと私は思う。

　本来は「人をどうやって活かすか」というコンサルティングが社長にとってはありがたいコンサルティングなのではないのだろうか。そう思われませんか、社長。

　と、あなたが社長にプレゼンテーションをしたら、これほど社長にとって嬉しいことはないはずである。「心にも思っていない」というのならこのようなことをする必要はないが、少しでも事実としてそう

思っていたら、これくらいの形で表現しても、それは「誇張」「盛っている」ことでもないのである。「いつも静かだけれど、こんなに情熱的な面が経理社員達にあったのか」と社長は感激してくれるはずである。

　話を戻すが、大切なポイントは、コンサルタントの主張していることも、反対に私が主張したことも、どちらも「間違ってはいない」ということである。

　だから、「強く社長の心に印象づけたほうの勝ち」ということである。

　コンサルタントのプレゼンテーションが強く社長の心に残れば、実際に経理がリストラをされてしまうかもしれないし、反対に経理社員であるあなたのプレゼンテーションが強く印象に残れば「もし機械化したら、こんな励みになるようなことも誰も自分に言ってくれないな」と、改めて経理を頼りにしてくれることだろう。

　私は、私自身が会社員とコンサルタントの両方を経験しているので、両方の良い部分を知っている。だから私は「共存」という形が今の時代ではベストだと思う。なぜなら前述したように根本的に経理と会計コンサルタントは「役割が違う」からである。

　ある会社で、経理社員が「最近来ているコンサルタントが、見える化をしなさい、でないとあなたの居場所もなくなりますよ、と毎日叱責されてつらいです」と嘆いていた。しかし数ヶ月後、経理社員からその話を聞かなくなったので、そういえば「見える化」のコンサルタントの方とはその後うまくいっていますか、とその社員に聞いたら「結局、私だけでなく皆さんとコミュニケーションがうまくとれなくて、自ら辞めていかれました」と言った。「ああ、結局、見える化と言っていたら、その人が最初に見えなくなってしまったのですね」と何気なくつぶやいたら、その社員は「その一言で数か月分のつらさが吹き飛びました」と笑ってくれた。コンサルタントと社員は、本来助け合う関係性であるのに、「相手が要らない」という考え方はいずれ、その人のほうが消えていくのがセオリーである。

　もし仮に私がまだ会社員の経理で、外部のコンサルタントが社長へ

第3章　戦略経理の強化策

経理のコストカットを提唱しているということを知ったら、その対抗として、

「経理部門をコストカットする会社は潰れる」というタイトルで
・成長を諦めた会社から管理部門のコストカットを始める
・経理は利益を守れる部署。但し人間の場合のみ
・業者やコンサルタントは社長と一緒に心中しない

というパワーポイントを使いながら、なぜ経理部門は一定数の社員がいなければいけないのかをプレゼンテーションすることであろう。

━━ トランスレート（言い換え）力

　経営会議の後、現場社員が「社長の言っていることがころころ変わる」とため息をつく一方で、社長は「現場の社員達は、結局自分に何を言いたかったのかがさっぱりわからない」とぼやく、ということがある。

　直観的に経営判断を変更する場合に、自分の考えをそこまで事細かに社員に開示したくないという社長もいる。ところが、社員のほうは「すべてを知りたい」という考えが多い。ここで、理解の齟齬が生まれる。特に社員の立場からすると「自分達のことを信頼していないのか」「自分達にもっと任せてほしい」「社長は秘密主義だ」と、このように誤解してしまうことがある。

　一方で、社員は、いざ社長を目の前にすると、言いたい本音を言えずにオブラートで包んで表現することが多いので、社長からすると「この社員は結局何が言いたいのかな」となり、「自分は特に何も対処しなくて良いだろう」となるのだが、そうなると、「言ったつもり」の社員からは「結局社長に何を言っても理解してくれない」となってしまうのである。

　こうした、本来争う必要のない、誰も得をしないような「齟齬」を解消するためには、やはり利害関係のないバックヤードの部署の人間が、その

95

仲介役として「こういうことを言いたいのだと思います」と双方に伝える役割を担う必要がある。

バックヤード部門は会社にとって必要なのか、という議論が近年あるが、バックヤードの仕事にばかり目を向けても正しい答えは得られない。総務・人事・経理など、一つひとつの「作業」は、自動化・機械化できないのかといえば、多くの仕事は形式上はできるのかもしれない。しかし、それは本来のバックヤードの仕事の「一つ」にすぎない。現に、正社員は経営陣と現場だけの組織にし、事務をすべて外注にしたとしたらどうなるだろう。「まあまあ」と仲裁する人が立場上誰もいない会社で、社長と現場、あるいは現場同士が対立した時に、組織はいずれ空中分解してしまうことだろう。

そのようなシチュエーションから逆算すれば、バックヤードの役割がおわかりだろう。紙と紙をつなぎ合わせるための「のりしろ」とでも言えばいいだろうか。のりしろがない、あるいは短いと、紙を引っ張り合ったら簡単に面と面が引き剥がされる。バックヤードはそのようなつなぎ目の立場なのである。「見えないけれど必要」「見えないことに意義がある」のである。「見えないものは何も意味がない」と声高に叫ぶのは愚であり、そのような人にはサン=テグジュペリの「星の王子さま」の言葉をお伝えしたい。本当に大切なものは目に見えないのである。

今の時代は多くの人が「受身」でありながらも「自己主張は強い」時代である。そのため無用な争いや齟齬が生じやすい。これらを防ぐだけでも、職場の生産性は上がる。私は、**たとえ日本人同士であっても、ビジネス上の会話を的確に「通訳」できる人が必要な時代**だと痛感している。国と国との政治家同士の折衝では、通訳者の通訳一つで交渉そのものが大きく変わる。それと同じである。

この役割も、経理が担えるのではないかと私は思う。おそらく会話のテーマは、数字に関わることが多いはずである。一触即発のようなデリケートな場面にアシスト役として割って入ることができるのはバックヤードの部門であり、「計数的な視点」から正しい「言い換え」ができるのは経理以外にいないのである。

たとえば営業社員が社長に「新製品が出ないのに、毎月同じパンフレットを営業先に持って行ってルートセールスしても、前月対比で売上は伸ばせません」と言うとする。すると社長は「売上が達成できないのを新製品のせいにして言い訳するのか」となる。そのような場面では、「今の話を聞いていると、今の状態でこの売上をキープできているのですから、新製品が出たらさらに売上が伸ばすことができる、という主旨のことをおっしゃったと思うのですが、社長、新製品の開発状況はいかがですか」と言い換えて営業社員をアシストする。また、社長が「総務経理だって売上を上げなさい」と言ったら「つまり、現場の売上がさらに上がるような、営業が受注作業に集中できるような管理サポート体制を考えてほしいということですよね」とフォローするといった具合である。会議の前に社長や社員から発言する主旨を既に聞いていたら、「その言い方だと伝わりにくいと思いますので、このような言い方のほうが、伝わりやすく、かつ重く受け止めると思います」とアシストするといった具合である。そのようにすることで、不要な摩擦を解消し、本来互いに議論、解決したいことに集中できる環境を作るのだ。

　これは「おせっかい」ではなく、「誰かがやる必要のある仕事」である。やらないよりやったほうが確実に売上や利益が確保できる。そしてこの役回りは、数字に長けた経理が行うことで、よりよいアシストやフォローとなるのである。

■ 共感を得る力

　企業内の数字をコントロールするということは、会社の証憑だけをかき集めればよいということではない。「人」もコントロールできなければならないのだ。なぜなら人が数字を持ち、人が会社に数字を連れてくるからである。

　経理の要望などをアナウンスする際には、現場から「なんでそんな面倒臭いことをやらせるのだ」と思われるよりは、「確かに会社や自分にとって必要なことだな」と共感・納得してもらえたほうがスムーズに仕事が進めやすい。

相手の共感を得るということは、自分の仕事をしやすくし、相手のパフォーマンスも上げることができる。それぞれの職種に応じて、どうすれば「共感」してもらえて、気持ちよく仕事の依頼を受け入れてもらえるか。皆さんも考えて何回も試していただきたい。経理と現場というのは、案外身近な共通の話題もたくさんある。こうした共通話題を軸に、話を進めていくといいのではないだろうか。そのためには、周囲の一人ひとりの社員をよく「観察」し、その人が何に興味があり、また何に悩んでいるか、どんな共通の話題があるかということを、常にアンテナを張っておくのである。

MEMO

コントロールという言葉を使うと「上から目線」のように感じるが、そうではない。むしろ逆である。ポイントは、「立膝がつけるかどうか」ということである。実際に本当に立膝をつけなくてもいいが、席に座っている人間に、立ったまま見下ろしてモノを言うイメージを持ってもらうとわかりやすい。そのような物言い、依頼の仕方、依頼の内容であれば、相手は「仕事だから」と渋々納得するだけで、心から共感して作業をします、というところまではいかない。同じ横からの目線、あるいは下から見上げる目線で提案をしたほうが共感を得られやすいはずである。

「上から目線」「横から目線」「下から目線」の違いはどこにあるのだろうか。この点を理解すれば、相手の共感を得られるコツがつかめるはずである。

たとえば近年ではデザイン系の仕事を外注ではなく、社内の正社員として雇っているケースが増えている。そこで垣間見えるのは、一般企業のデザイン部に就職、転職したデザイン系の社員の人達が、会社員のルール、習慣になじめなくて悩んでいるという姿である。つまり仕事柄、夜中に急にアイデアがひらめいて飛び起きることもあれば、日中他部署の人が仕事をしているのを横目にしてもまったくアイデア

が降りてこないということもある。見に行きたい展覧会があるのに、開場時間が平日の夕方までだから会社を抜け出して見に行くこともできない。会議で「デザインで数字を稼げ」と言われても、具体的にどうすればいいか見当がつかない。とにかく定時出勤、定時退勤というライフスタイルがつらい、など、一般の職種の社員とは別の意味で「本能的に」つらそうなのである。

　そうした状況の中で、さらに経理から事務的な、計数的なお願いをしなければならない場合、どうしたらよいだろうか。

　上から目線の依頼の仕方、というのは、そのような状況は無視して、「とにかく全員やらないといけないのでよろしくお願いします」と言うようなことである。別に上から目線でも何でもなく見えるが、相手からすると、「ああ、またデザイン以外の仕事…」と負担に感じてしまうのである。

　それでもいいが、私の場合は、その大変な環境を失礼ながら逆に利用させていただく。

「経理のことでお願いがあってきたのですけど、なんだか大変そうですね」と声掛けをして、まず相手の前述した悩みなどを聞くのである。すると多くのデザイン系の人は仕事や人間関係の不満よりも、会社的な慣習が苦手で、その意義を見いだせなくもやもやしている、という人が多いことに気付く。そこで経理の出番である。なぜなら経理は「会社的な慣習」を得意としているからである。

　そこで私は、「確かに今はそうかもしれないですけど、将来独立されたら、きっと今やっていることは全て役立ちますよ」と言うのである。するとどの人も一瞬で目つきが変わる。続けて「私の友人がWEB制作会社を経営しているのですが、一人前に育てたと思った途端に皆、独立します、と言って辞めていくけれど、結局全員1年待たずして、やはり戻ってきてもいいですか、と言ってくるらしいのです。独立したら営業の交渉だけでなく、自分自身で見積書や請求書、入金確認、税理士さんとの打ち合わせまでやらなければならず、その合間にデザインをするのだから、それすらわかっていなかったら独立など無理に

決まっていますよね、と友人が言っていました」と言う。すると真剣な面持ちで話に聞き入ってくれる。なぜかというと、彼ら自身もそのようなことを一度は意識したことがあるはずだからである。そして最後に「だから、今やっている事務的な仕事も、将来独立するかもしれない時に、とても役に立つスキルですからタダで修業ができると思ってやっておいたほうがむしろいいのですよ。それに、こういうクライアント側の内部事情がわかれば、自分が営業してプレゼンや交渉するときに、会社の組織というのは、どのような企画やデザインが通りやすく、逆に通りにくいのかわかるじゃないですか。そのための勉強だと思ったらいいと思いますよ。でも、できれば辞めないでずっとここで活躍していてくださいね」と言うのである。するとその人の顔色がとても良くなるのである。事務作業をやりたくない、という考えから、事務作業をやる意味、意義を見つけた、という表情である。そして最後に、「で、本題ですが、この事務的な仕事を修業の一つとしてお願いしたいのですが」と言えば、相手も笑いつつ、真剣に内容を聞いて、やってくれるのである。

　このようにして**相手の共感を得る、ということは、自分の仕事をしやすくし、相手のパフォーマンスも上げることができる。**なぜ私が「独立」というキーワードをデザイン系の人に使ったかというと、実際の彼らの周りに独立している人が多くいて、そして独立に失敗している人もまた多いからである。だから私はデザイン系の仕事で成功する人と失敗する人の違いは、デザインのクオリティではなく、こうした「会社員的な仕事の経験の有無」ではないかと暗に提案したのである。だから相手も腑に落ちたのである。経理と現場というのは、案外身近な共通の話題も探せばたくさんあるのである。

━━ 咀嚼（そしゃく）力

経理社員の仕事の仕方には「なぜこのような処理の仕方をするのか」ということを理解しようとする人と、「こう言われたからその通りに処理する」という人の二手に分かれる。後者の場合は、確かにすぐ仕事に取り掛かってくれるし、勝手な判断や暴走をすることなくやってくれるのであるが、それ以外のことには目が向かないことが多い。そのため、上司がすべて指示を出さないとその人は動けない、動かない、ということが多い。その人は、「作業」はできるけれど、それを「仕事」としては捉えきれていない。

一方で、「仕事」として捉えている人は、自分の作業にどのような意味があるのかを「常に」考えている。作業をしていく中で、昨日の業務も、今の作業と同じ種類の仕事だと気づくと、今後は同時にまとめて作業してしまえばいいのだと、仕事を咀嚼してどんどん自発的に整理して効率化していく。いわゆる「1を見聞きして10を知る」ということである。この点、仕事を「作業」としてしか捉えていない人は「この作業は終わりました！ それで次は何の作業をすればいいですか？」と笑顔で上司に聞いてくる。これが悪いとは言わないが、少なくとも本人にとっての成長はない。「自分の頭で咀嚼する」習慣や咀嚼力がないと、いくら作業が速く正確にできても、「確かに作業は正確なのだけれど、仕事の意味をわかっていないからなあ」と、昇進やマネジメントの機会を与えることに会社は躊躇してしまうことだろう。

そのような人は、経理作業に関して「答えが一つしかない仕事だから作業方法も一つしかない」「この処理は上司がこう言っていたから、それ以上の答えは自分で考える必要もない」と、思い込みがちである。経理未経験者の社員に対する経理指導でこのような一連の話をすると、「経理というのは、上司の言ったこと以外は、勝手に考えたりやってしまったりしてはいけない仕事だと思っていました」と言う人が多い。暴走や上司の意に背いた行動は当然どの職種でもいけないが、「この方法のほうが、もっと効率的だと思うのですが」という提案はいくらでもしていい仕事なのである。

経理作業に関しては、結果の数字は確かに答えが一つしかないが、プロセスについてはいくつも正解がある。それはその会社の規模、上場しているか、などの環境要因によっても変化するし、同じ環境でもいくつかパターンがある。その中で上司が部下に指示を出しているのは、「とりあえず今日現在のうちの会社では、これがベストなやり方だよ」という一案を提案しているにすぎない。だから、その環境が変わってきたら「そろそろ社員の人数も増えてきましたし、もっとこうしたらどうでしょうか」と、提案してもいいのである。ただし、「なぜこのやり方を今までしていたのか」という理由を理解しようとしてこなかった人には、こうした改善提案さえもできないのである。

営業社員でも、最初は上司に帯同して上司の営業トークを見て学ぶだろうが、できる人は、「どうしてこのようなトークをすると相手がつい買ってしまうのだろう」「自分だったらこう言ったほうが商品の魅力が伝わりやすいと思う」と、なぜそう言っているのかを咀嚼して、自分流にどんどんアレンジしたり自分で試してみたりすることであろう。そうでない場合は、ひたすら上司の営業トークを一言一句間違えないで言うことを目標にしてしまう。それも悪いことではないが、その上司がいなくなった場合、あるいはその人に部下ができた場合、どうするのだろうか。

経理作業の中にも同じようなシチュエーションは起こる。最初は上司や前任者のとおりにやってみて、それがクリアできたら、よりそれを上回る方法がないか日々模索してほしい。「なぜなのか」ということを考え、こういう理由だったのか、と咀嚼する。そのような習慣を手に入れるだけで、経理部外からの質問や相談にも自分一人で対応することが可能になる。そのような人材が、現場でも上司からも、求められているのである。

ただ1点、気を付けるべきは、最初から前任者や上司の言うことを全否定して、いきなり自分流に始めてしまうことである。それは「咀嚼していない行動」の一つである。**前任者や上司が過去の経験上、統計上、これがベストだと思って実行してきたものも「一度は」経験して、クリアできてから自分流を目指す。**そうしないと、自分がまだ見聞き、把握していなかった例外的な案件、処理などを取りこぼしてしまう危険性があるで

第3章　戦略経理の強化策

ある。たとえば傍から見ると面倒な手順で作業をしていると思っても、それは内部統制を鑑みて、あえてそうしている場合もある。それまでにあったルールを咀嚼してクリアし、そのうえでアレンジし、よりよい経理環境を自ら構築していくのである。

MEMO

　ある会社で、外注社員が立て替えた経費精算をどう処理すべきか、という質問が社員からあった。その会社は未上場であったので、私は、特にルールが決まっていなければ、外注社員が発行する請求書に、通常の報酬分の請求に経費精算分を加算して請求してもらってもいいし、外注社員が立替をした経費精算は、その外注社員と一緒に仕事をしている正社員が一旦立て替えて外注社員に払い、その領収書をそのまま自分の経費精算と一緒に経費精算してもらうのも可能。あるいは、そもそも外注社員が経費を立て替えるのを原則やめて、そのような必要性が生じたら、一緒に仕事をしている正社員に仮払いをして、外注社員は購入したものの領収書と引き換えに社員から現金を受け取ってもいい。このうちのどれでもいいと思います、と言った。

　質問した社員は、私に「この方法で行ってください。以上。」というような回答を欲しかったのだろうが（そのような表情をしていた）、私は、あえていくつかの案を提示して、「どの方法でもいいので、あなたで決めていいですよ」と少し意地悪だが突き放したのである。

　その社員は、それまでは自分が決断するのが不安な時は私や他の社員に答えを聞いて「○○さんがそう言ったので」というやり方で社長や現場社員とコミュニケーションをとっていた。私にとっては何でも指示通りに言うことを聞いてくれる人でありがたいのであるが、**会社の資産価値としてその人を見た場合**、その人は「是が非でもいてくれないと困る」社員とはならない。それはその社員にとって結果的に不幸な結末を迎えるのである。だから私もその時は突き放したのであるが、それをきっかけに、自分で「考える」ということをその社員は始

103

めた。それまでは現場に「○○さんがこう言っていたのでこのように
してください」と言っていたのが、現場と一緒に答えを考えるように
なった。そして現場から数多くの質問や相談を受けるようになり、周
囲からの信頼度も上がった。事実「あなたがいないと困る」となって
いったのである。

　経理作業が機械にとってかわるということをよく言われるが、たと
えば私が今、外注の経費精算の処理方法について三つ述べたが、その
三つのうち、どれか一つに人間が方針を決めて、自動計算するしくみ
を機械で構築することはできるだろうし、その三つのうちのどれが一
番効率的かということも、過去のデータを集計して機械が算出するこ
ともできるであろう。しかし、この三つの案そのものを「提案する」
ということは、残念ながら今のところ機械ではできない。その問題解
決方法のバリエーションを「どれだけ考えられるか」ということがこ
れからの時代に求められる経理社員の要件の一つになることだろう。

戦略経理を強化するための
システム導入方法

■ 会計システムにおける導入時のポイント

戦略経理の強化において、会計ソフトとその周辺のシステム環境の選定も重要なポイントである。大企業であれば、その会社独自の作り込みのソフトがあることだろうし、反対に小規模な企業であれば、市販されているパッケージの会計ソフトを使っていることであろう。近年はクラウド会計を採用している会社もある。

こうした、会計を中心としたシステム導入の際のポイントは次の二つであろう。

・会社が将来的に何を目指しているのか
・財務会計ソフトとそれ以外（販売管理ソフトなど）を一体とするか

「会計ソフトなど、どれでも一緒だろう」と多くの人は思うのかもしれないが、実際は違う。たとえばIPOを目指している会社の場合は、少なくとも原価計算や売上先ごとの集計機能など、上場準備に必要な資料を作成する際に必要なデータを抽出できる機能を備えたソフトを「最初から」導入しておいたほうがよい。「最初はとりあえず一番安い会計ソフト」を買い、数年後に本格的なものに買い替えれば良いという考えだと、申請資料作成の際や、実際のソフトの移管の際に膨大な作業量や負担が発生するなどの不都合が生じる場合がある[1]。数年後の明確なビジョンが決まっている企業であれば、数年後に使うべき会計ソフト会社の一番廉価版を導入しておき、時期を見て少しずつバージョンアップしていくなどしておけば、実際のIPO準備段階の状態になっても問題なくデータ移管、管理ができ、上場準備作業をスムーズに進めることができる。

また、販売管理システムと財務会計システムを同じソフト会社で一体化

するかという点についてであるが、近年の効率化をうたう会計関連のソフトは、「現場で入力したものをできるだけ活かす」という点に重きが置かれている。ところが、そのような前提条件は意外に運用のハードルが高い。現場社員がそのソフトに「全員が期限内に完璧な形で」データを入力してくれないと、そのソフトの優位性が活きないのである。その指導・管理を経理社員が行わなければならないのであるが、これが意外に負担がかかる。

IDパスワードが個人ごとに付与されているものであれば、本人が端末を操作する横で画面を指さししながら指導、サポートする以外方法がない。内部統制上、経理社員が代理で他人の端末を操作することは許されない。また、データ入力のミスで差し戻しがある場合も、これもまた該当者本人しか差し戻し申請ができず、どこをどう操作すればいいのか、どう直せばいいのか、上司と部下、それぞれに指導をしていかなければいけない。

経理作業というのは、アナログであればあるほど、入力作業は手間であるが、処理や訂正の融通が利きやすい。デジタルになればなるほど、入力作業は簡単になるが、その分処理や訂正の融通が利きにくい仕組みになるのだ。経理はスケジュール管理が重要である。IPOなどの場合も、制限時間内に資料を提出することの繰り返しになるので、極力スケジュールが手元でコントロールできる体制にしていかなければいけない。

そうしたことを考えると、一見、経費精算の申請や請求書の作成など、それらのソフトから連動して会計システムにデータが流れる「オールインワン」のパッケージが良いように思えるが、会計データに必要な「前提条件」の入力も全て現場社員が直接行わなければいけなくなるので、以前より経理が現場に指導にいかなければいけなくなり負担が増えた、アナログでやっていた時代より逆に時間がかかるようになってしまった、とならないように事前にテスト入力の練習をするなど、研修時間に時間を割くことが重要である。

そしてもう一つの代案としては、財務会計ソフトのメーカーとは違うメーカーになったとしても、現場社員の入力や管理のしやすさを優先した販売管理ソフトを導入する、ということも一考である。メーカーが違うといっても、今は多くのメーカーが、販売管理データを違うメーカーの財務

会計ソフトに流し込むことが可能である。経理からすると、A社の財務会計ソフトが入力、管理しやすいが、A社の販売管理ソフトが現場社員には難しすぎる、複雑すぎる、ということもあるので、そのような場合は、無理やり難しいソフトを現場に習得してもらうよりも、入力しやすい他社のソフトを導入したほうが、現場のモチベーションの維持や協力体制、タイムコントロールの観点からも、良い場合がある。

このように、システムを導入する際に気を付けたいことは、**適当に導入しない**ということである。まずその会計システムを提供している会社が、サービス提供自体を撤退せず、長期にわたり提供を続ける意思がある会社なのか、そのシステムを運用する際に、自分達で現場に説明できるのか、現場社員自身で運用できるレベルのものかなど、「金額以外の要素」をまず考えるべきである。そして「その会計システムを使うことによって、どのようなメリットがそれぞれの担当者にあるか」ということを検討する。新しい会計システムを導入する際、現場へ指導するときに「経理が便利になるのかもしれないけれど、こんなものにお金を使うなら、自分たちの部署にお金を使ってほしい」と声を上げる現場社員を見たことがある。だから「これを導入することにより、操作一つで自分のこれまでの売上状況、発注した情報がすべて見えて楽になる」、など、その人のメリットになるようなことを伝えておくとよい。導入時、導入後に、どのような社内の会話のやりとりが発生しそうかということも想像、想定しながら導入検討を行うとスムーズである。

■■ 販売管理・プロジェクト管理システム

大企業のように会計システムに大きな費用負担をかけられない企業の場合、これまでは、財務会計のソフトは単独で購入し、売上請求書の発行作業などは、会計ソフトとは連動性の乏しい市販の証憑作成ソフト、データ管理ソフトなどを購入したり、あるいは表計算ソフトを使用して社員がそれらを加工したりして作業を進めていた会社も多いことであろう。それらのソフトなどからデータ一覧を集計、印刷して売上高などを手作業で転記したり、CSVなどでエクスポートできるようにして会計ソフトにインポー

トするなどしたりしているかもしれない。

　ある会社では、市販のソフトを加工し、プロジェクトNo.をキーにして、請求書の内容や金額を把握できるだけでなく、そこに社員から申請された経費精算、支払請求書の金額なども入力できるようにし、また、請求金額が入金されたら「入金済」というフラグが立てられるように設定した。そうして、プロジェクト番号の一覧検索をすると、そのプロジェクトの売上、原価、粗利、入金の有無を一覧で確認することができた。そうすることで、債権管理と、プロジェクトの収支管理を行っていたのである。

　このような形で経理処理を行っていた時は、会計ソフトだけでなく、その販売管理ソフトにも再度経費データなどを入力しなければいけないので二度手間の作業となり、販売管理と財務会計が一体となったもののほうが二度手間の作業が連動処理によって減るので楽そうだなと思っていたのであるが、実際にその後一体となったものを導入して使ってみると、それはそれで不便なことも多い[*2]。イレギュラーなケースがほとんどない事業形態の会社であれば、財務会計と販売管理が一体となったソフトのほうが確かに便利なのだが、前受金、前払金、分割入金、分割支払、按分計上、売掛金と買掛金との相殺といったものが多い企業に関しては、その手間は省略されない可能性があり、余計に複雑な仕訳処理、管理対応を迫られることもある。

　このように、会計ソフト、販売管理ソフトの選定に関しては計画性を持って行わなければならない。大金をかけた挙句、以前より処理に時間がかかるようになった、最新の会計システムを入れたのに、なぜ経理の手間が減っていないのだ、ということが起こり得るからである。

　当然、計画的に使えば、便利なことも多い。これまで、受発注管理、請求書管理、プロジェクト管理ソフトなどを購入、あるいは外注依頼してシステムを作成し、管理している場合、新たな機能の必要性が出てきても、経理社員だけで勝手に修正、調整することが難しく、外注に再度依頼をしなければならないなど、時間もお金もかかったものである。

　しかし、現在では、クラウドのシステムで、割安な費用でこうしたソフトを導入できるようになってきている。クラウドシステムの魅力は、機械

に不得手な人でも、容易に自分で一覧画面の項目を増やしたり、定型書類のレイアウトなどを変更できたりする点である。

コンピュータに精通していない人でも簡単に設定の変更ができ、閲覧権限設定も簡単にできてしまう。当然、経理社員でも簡単にソフトを触って設定の変更が可能なので、これまでより時間もお金もかからない。現場との数字を共有する方法としては、こうしたツールを使うことで現場も数字の理解がしやすく、コミュニケーションや滞留債権の管理もしやすいため、各社の状況に合わせて活用してみても良いと思う。

■■■ 債権管理システム

近年は、債権金額に一定のパーセンテージをかけて試算した手数料を払えば、債権管理を外注で請け負うという業者のサービスも存在する。そのパーセンテージをかけた金額が外注業者の手数料収入となるとのことだが、もし債権回収が不能だった場合には、その外注業者が補てんしてくれるというものすらある。

B to Cの企業など、件数が多く、かつ金額が少額の債権先が数多くある会社にとっては、社員が多くの時間を割いてひたすら入金チェックを行う、あるいは滞留債権先に何度も取り立ての連絡をするということは、人件費などを考慮すると、外注のほうが安価で便利なサービスだろう。また、金銭面の他にも、社内の不正防止という点においてもメリットがある。たとえば子会社の経理を一人で管理しているような場合、時として社員が回収できない債権などをごまかすために帳簿を不正処理してしまうというリスクがある。第三者が債権管理に介入するということは、このような点ではリスク管理も健全化されるメリットがある。ちなみにそうした業者は、全クライアントから持ち込まれた債権の回収実績から売掛先の健全性を算定し、独自の与信データを構築しているとのことである。作業時間、滞留債権のリスクなどを勘案すると、有益なサービスである。

ただし、「社員教育」という観点に立つと、社内の「面倒な作業」「大変な作業」を社内の人間が誰もやらない、ということが本当に良いことかどうか、考えてしまう面もある。債権管理、督促などを「外注」してしまう

ことで、営業社員や経理社員のモラルを育てる環境がなくなってしまうのではないかという危惧もある。

たとえば営業社員であれば、「売掛金が入金されるまでが仕事」と昔はよく言われていた。受注・納品で終わりではなく、その対価を回収しないと会社の「利益」にはならない。なかなか払ってくれない取引先の「本性」を見て、初めて担当者はお金の大切さ、受注時の与信の大切さを知ることになり、営業の姿勢も変わってくる。営業プロセスの中に「この会社は金払いがよい会社か」という基準が加わり、遅滞なく与信依頼を管理セクションに依頼してくるのである。

これが最初から「滞留債権に関しては、うちの会社は外注業者が補てんしてくれるシステムを入れているらしい」となると、多少リスクがあると噂されるようなグレーな企業にもどんどん営業をかけて受注をするという、リスクの高い行動をとる社員も出てくるのである。外注業者から滞留債権が発生したという情報を経理が得て担当者に連絡をしても、「どうせ外注先が補てんしてくれる」と考え、反省することもなくなってしまい、「他人ごと」になってしまうおそれがある。

経理社員に関しても同様である。未入金の売掛債権に関する督促は、経理業務の中でも特に重要ではあるものの、皆が嫌がる、難しい仕事である。そのような仕事をしなくてよいということになれば確かに作業としては楽になり、心理的にも安心するが、営業社員と同じく、外注業者から滞留債権を補てんした旨の通知書が外注先から送られてきても、「他人ごと」のように眺めるだけになってしまうおそれがある。「もっと滞留債権を減らすにはどうすべきか」「今後はどのようにして安全な受注先を選定すべきか」ということも、こうしたサービスを利用していても本来は社内で検討すべきなのである。これらはあくまでも副次的なサービスであって、「丸投げ」という感覚を会社が持っていると、会社としてのモラルや主体性がなくなってしまう。

滞留債権の回収の難しさは、実際に経験して初めて認識することの一つである。その大変さから、「普段から債権管理は毎月しっかりチェックして随時督促していかないと、後になればなるほど資金回収は難しくなる」と

いうことを、身をもって学び、さらに「そもそもの受注先の選定の仕方から考えなければいけない」ということに気付く。「ただの入金管理」ではなく、会社全体の営業戦略の問題として、全社で検討すべき事案だということに気付くのである。この基本を、さまざまなツールを利用して経理業務が便利になったとしても忘れてはいけない。

他の業務も同じだが、**便利になればなるほど、人というのはそのことについて考えなくなる。その流れに乗らず、一つひとつの事柄について立ち止まって考えたり、時間がない中でも丁寧にチェックをしたりする人、そのような人が、他者と一線を画した経理社員であるといえる。**

このような債権管理、債権補てんのサービスは、少額の債権が大量にある会社にはメリットが多いが、業者に丸投げして、結果について社内で誰も議論しない、担当者もいない、という利用する会社側の管理リスクは存在する。たとえBtoCのビジネスであっても、実際に滞留をした顧客には注文時にどのような特徴があったかなどをデータ化し、現場社員とも共有し対応を図って改善していくことが大切である。特に経営者やCFO、経理部長などは、こうした**副次的なサービスを導入する際には、社員へのモラルの指導、管理も並行して行わなければならない。**

■■ 経費精算システム

経費精算を自動化・機械化する、という点において、便利になるかどうかとは別の観点で私は複雑な心境でいるのが正直なところである。

というのも、私はこれまでベンチャー企業での経理経験が多かったのだが、経費精算は必ず本人が自ら手書き、あるいは表計算ソフトなどを使用して申請書を作成して領収書を裏紙などに添付をしてセットにして出してもらっていた。その内容の書き方や領収書の貼り方などで、その人がどれくらい計数管理や常識があるか、どのような性格か、どのような行動パターンか、ということを把握し、経理的なマネジメントに活用してきたからである。領収書の貼り方、使用した内容の書き方一つで、その人が経理的なサポートや指導をしてあげなければいけない人か、それともそれをすること自体が失礼なほど自立・自律している人かは、提出された申請書を

見れば瞬間的に大体わかる。

　このように、経費精算というのは、非常にシンプルな業務であるものの、実は非常に奥深い。そして、**アナログなものというのは、さまざまな判断基準となる情報が自然に出てくるので、社員の特性をとても効率的に把握でき**、「この人はこういう性格の人だろうから、一番その人の仕事がはかどる接し方はどのような形だろうか」ということが想定しやすいのである。マネジメントのために利用する手はないものなのである。

　ところが、こうした情報を全て自動化、機械化、無人化してしまうと、少なくともそうした個性のある情報の入手はできなくなる。すると、普段業務上会話をしないような人などに関しては特に、その人自身がどのような人か、金銭的な知識やモラルがあるかないかなどは判別できなくなる。経理としても現場社員への啓蒙など、具体的ではなく、抽象的な内容にせざるを得ず、マネジメントも難しくなる。こうしたことの積み重ねが、お金の使い方やモラルなどが乱れたりすることにつながらないのだろうかと、一抹の不安をどうしても覚えてしまうのである。

　何千人、何万人の社員を擁する企業であれば、このようなことも言っていられないであろうし、私の中でいつも矛盾を感じている「できる人ほど移動や打合せの領収書の枚数が多いので、精算が大変になる」という点でも、アナログ形式の精算方法では負担をかけてしまう。自動化、機械化されることで、こうした問題を解決するという点を考えれば、活用できるものは活用し、リスクの部分は内部統制など「社内ルール」でマネジメントするべき時代にもなりつつあるのではないかと一方では考える。

　経費精算は、仕組みが簡単である（そもそも手作業でやっても問題のないものであるので）こともあり、数多くの会社がソフト開発に参入し百花繚乱状態であるが、機能差は特にないようである。領収書の写真を撮影してデータを取り込めるだけでなく、ICカードやコーポレートカードをカードリーダーで読み取れば、その明細もデータで取り込めるので、実務者にとっては内容と金額入力の手間が大幅に省ける。ただし、領収書をペーパーレス化する場合、e文書法（「民間事業者等が行う書面の保存等における情報通信の技術の利用に関する法律」と「民間事業者等が行う書面の保存等における情報通信の技術の

利用に関する法律の施行に伴う関係法律の整備等に関する法律」の総称）の規定で、申請期間に要件があるので、その点は留意しておきたい。このため、ペーパーレス化は先々の目標として、領収書は領収書で原紙をきちんと提出すると言う形にして、いったんこうした便利な機能のついたソフトを部分的に活用してみるというのも一考である。精算日程や為替レート、消費税の対応などが難しい海外出張の精算はこれまでどおり表計算ソフトで入力、印字して申請してもらい、頻度の多い国内精算のものから便利な機能のついたシステムで経費精算をしてもらうという形で対応するのである。

　ただ、こうしたシステムを導入する際には、新たな作業も発生するということは覚えておきたい。現場で入力したものをなるべくそのまま活かすシステムということは、現場の社員がソフトの使用法はもちろん、勘定科目をある程度理解しなければならない。そのレクチャーが経理の負担となるということである。当然、その申請に間違いが多すぎると、その都度経理社員が改善指導をしなければならない。「結局、アナログで申請して、経理で勘定科目を振り分けたほうが楽だった」ということになる可能性もあるということは留意しておきたい。また、現場社員の立場としては、日常的に使うシステムを何回も変えられるとストレスを感じるので、なるべく長期間使うということを念頭に検討すべきである。

　また一方で、これらの経費精算システムを使うことの落とし穴は、「システム化されたから自分たちは何もチェックしなくてよい」という認識違いを現場の管理職や経理担当者、経営陣がしてしまうことである。**いくらよいシステムを使っても、「その領収書の内容そのものが本来、経費精算として承認してよいものかどうか」という点はシステムは見抜けない。この点については、「この社員がこの経費を使う必然性があるのか」という人間のチェックが必要である。**それを怠ってしまうと、そのままフェイクの領収書が自動承認されてしまう。これがまかり通ってしまうと、邪心のある人間の不正を許す土壌が形成されてしまう。このような事態を避けるためには、どんなに便利なシステムを導入しても最終的な「人の目のチェック」は怠ってはならないし、そのことを社員に周知しておく必要がある。

MEMO

　e文書法が改正されたことによって、経理界隈では、さまざまなことが便利になる。

　どの企業においても経理の現実的な課題の一つに、経理書類の「保管方法」がある。これまでは領収書、請求書、元帳などのさまざまな「紙」の資料を、社内外からの問合せ、税務調査、会計監査などのために一定期間保管しておかなければならず、社内のキャビネットや倉庫などが経理の書類だけで一定数占められてしまっていたり、経理にあてがわれたスペースが限られたりしていて、自分の机の下などにファイルの山を一時避難させているということもあるだろう。外部倉庫に預けるとなると、急な問合せや調査などがあった際には倉庫から該当する箱を出し、その中からファイルを探し、伝票を1件1件見つけるという煩雑な作業を行わなければならなかった。

　しかし現在は、しかるべき届出をすれば画像データで対応することができるようにもなり、領収書や請求書の原紙を提出してもらった後、順次、貸し倉庫などに送って保管をしておいても、パソコン上で領収書や請求書を確認できるので、社内のスペースも経理書類に占領されることもなくなる。確認作業においてわざわざ一つひとつ倉庫にあるファイルを取り出して探し出さなくても、自分の端末上で条件検索などをかけて簡単に抽出することができ、便利になることであろう。

　私が注目している会計ソフトは、仕訳の1行1行に領収書や請求書などのスキャンデータを添付できる機能がついている。面倒なようにも感じるかもしれないが、難しい作業ではないため、高度な仕訳知識などなくても可能である。

　このようなソフトを活用すれば、経理担当者が月次チェックをする際も、これまでは会計ソフト上の仕訳で「この領収書の金額、本当に合っているかな」という確認をしたり、「この請求書のさらに具体的な内容は何だろう」という疑問が湧いたりした場合には、ファイリング

された請求書や領収書の束を膝の上に抱え、画面上の端末とにらめっこをして見比べていたのが、仕訳に添付されている資料をクリックさえすれば、仕訳と、原紙の内容、金額とをチェックすることができるようになるのである。最近フリーアドレス（どの席でも仕事をしても良い、固定した席がない仕組み）を採用する会社が増えているが、そうなると資料も「フリーアドレス」の状態でなければならない。経理資料のペーパーレス化があって、初めて経理社員も「自由（フリー）の身」となるのである。

さらに、これは会計監査に関する作業時間の大幅な短縮にもつながる。経験のある方ならおわかりだろうが、会計監査は監査作業のための会計士の個室をまず確保し、そこに請求書や領収書などの膨大なファイルを運び込む。そして会計士も、それらの分厚いファイルに時間をかけて付箋をつけたり、仕訳データの一覧にチェックをして「このチェックした部分の請求書を全部コピーお願いします」と経理社員に依頼したりと、連日アナログな作業が繰り返される。しかし、こうした会計システムがあれば、監査を受ける会社の社員は、わざわざ重たい経理ファイルを運んだり、手作業で紙の資料を調べたりする必要もなくなる。そして、監査をする会計士側も、直接端末の画面上で会計データとそれに紐づく領収書や請求書などの原紙を同時に確認できるので、正しいデータに関してはその時点で自己完結できる。会計監査のフリーアドレス化もできるようになるであろう。

また、現場社員から「この請求書が見たい」という問合せがあっても、過去の仕訳データに添付されていれば、ダウンロードしてパスワードをかけた上で、メールで送るだけで済むのだ。このような添付機能は、経理作業と非常に相性が良いので大いに活用したいところである。

■ クラウド・AIの可能性

❶ペーパーレス化に伴う留意点

クラウドサービスやAIの進化を経理業務と融合させる、ということに、実際のところ私自身は技術面とは違う側面から不安があった。なぜなら、不正が起こる機会がこれまでよりも高まり、それを経理社員も見抜けなくなるのではないか、と考えているからである。

現行のクラウド・AIのサービスに関しては、会計に詳しい会社ではなくソフトウェアの開発会社が先行して商品開発を行っている。したがって、経理作業の「入口」から「出口」までの「中間作業」のようなものを効率化、自動化し、人為ミスがなくなることによる正確化ということを主軸に商品開発が行われているように感じる。

そのアプローチは正しいと思うが、私が気になっているのは、その「入口」の手前である。つまり、先の経費精算のところでも触れたが、領収書や請求書、それ自体が「偽物」、つまり、私物の領収書や、架空発注の請求書であったとしても、領収書や請求書自体のデータは「本物」であるから、自動的に読み取れてしまうのである。

「それは今だって同じではないか」という声もあるだろう。何も考えずただ右から左へ処理をしている経理社員であればそうかもしれない。しかし、「できる経理社員」「内部統制ができている会社」は、そうではない。領収書や請求書の「原紙」と申請者、その前後の領収書や請求書を見ていれば、「怪しい」ものには手が止まるのである。できる経理社員のいる会社は全ての申請資料においてそれを行っている。時には「少し泳がせて様子を見る」ということもしているかもしれない。

こうしたことは、クラウド、ペーパーレスなどの状態になっても、同じように行わなければいけないが、**手に取って確認する「現物」と画面上に映された「もの」というのは、チェックする際に明らかに見極められるレベルが異なる**。画面上でチェックするほうが一気に見極めが難しくなるのである。

たとえば、文章の原稿チェックの時にパソコンやタブレット端末で何度

もチェックをしていても、最後に紙で印刷をして目視をすると、必ずそこでも誤字脱字を発見する。それくらい、人間の感覚というのは、直接目にする場合と、間接的に何かを通した場合とでは判断能力が変わってくると、個人的には思う。

　パソコン上のデータだと形式が「画一化」されてしまい、そして人間の触覚的なものが使えない。キックバックや実体のない作業を請求した「偽物の請求書」というのは、不思議だが、紙質とか紙の折れ方がどこか異なる。500万円や1,000万円の請求書だというのに、何か「軽々しい」「浅く」感じる請求内容、フォーマットだったりするのである。

　こうしたことが、請求書などの原本が必要なくなり、データ化でOKとなってしまうと、真偽の見極めはかなり難しくなる。したがって、経理業務が、自動化・効率化された分、人員を単純にそれだけ減らしていいのかというと、一概にはそう言えない。今度は「入口の手前」、そして「出口の後」の仕事の部分に人員を本来は充実させるべきなのではないかと思う（なお、具体的には「入口の手前」は内部統制を指し、「出口の後」は分析や次の行動の提案を指す）。

❷例外処理をどう管理するか

　知人のAIの専門家にいくつか質問をしたところ、AIは「例外の状態がない環境が得意」だということである。つまり、将棋などの「例外ルールがない」「例外が一つでも発生したら、その時点で反則負け」というような厳格なルールの中では、人間が考えられない量の最善案をひねり出すことができるが、例外が一つ発生しても、試合は続行するという条件では、その例外に対して「例外一つ」×「膨大なパターンの認識」が必要になるということになり、現状では完璧な対応は難しいことが多いということである。

　経理の実務をやったことがない人は、この点を誤解し、経理も将棋と同じ類のものだと認識をして商品開発を行っているように見受けられる。このため、経理社員に実際に使ってもらうと特に「こういう例外処理の場合に対応できていないから使えない」となってしまうことも多いのである。

現代のビジネスモデルとして「完全なる商品ではなく、不完全でも早く商品を出すことが大事で、不完全な部分はユーザーの指摘によって日々改善させていけばよい」ということがブームになりつつあることは認識しているが、それにしても、どうしてこんなに初歩的なレベルの経理実務の想定さえできていないのかということが、不思議だと思うことがあった。その違和感は「経理＝将棋」と思っているソフトウェア会社の発想の誤認識なのだと思えば、なるほどと腑に落ちるのである。

　クラウド・AIなどの機能を使ったソフトウェアは、「あくまでも私達はプラットフォームを提供しているだけで、そのフィールドは皆様で自由にカスタマイズしてお使いください」というものであり、これまでの会計ソフトに対する「商品として販売している以上、完璧なものだ」という認識と同様に捉えてはいけないということをユーザーである私たちも理解していなければ、ソフト会社とユーザーである経理社員との間にコミュニケーションの齟齬が起きるのである。

　クラウド・AI企業における、広告・プロモーションは、「誰でもできる・無人でもできる」と謳っているところが多いのだが、私はむしろ、**会計を知り尽くしている人にとってはとても便利だが、経理初心者にとってはそれなりにリスクがある**ものだと考えている。なぜなら、効率化・自動化されたものが「合っているのか」「間違っているのか」を判別できる人がいて、初めてそれは活かされるからである。

　ソフトウェアの開発には、日々失敗やエラーがあっても改善を繰り返し、最高のものにしていくという発想があるのだが、会計の数字というのは、そもそも「最初から100％合っていないと困る」ものなのである。

　こうした実務を行う経理社員の考え方（最初から100％正解であるべき）と、クラウド・AIの常識（最初は30％でも徐々に100％に近づけていく）との考え方の差が、今そのまま会計業界のクラウド・AIにおける課題になっている気がする。この点は引き続き見守りつつ、親和性のある箇所については積極的に部分導入から始めてみてもいいのではないかと思う。

　ここで、「例外処理」についてもう少し詳しく述べていきたい。私は仕事でよく経理初心者の事務員を指導することがあるのだが、月次決算を教え

るときに必ず聞かれるのが「A社の口座引き落とし分は、7月分（8月5日引落）を7月計上するのに、なぜB社の引落分は7月分（8月15日引落）なのに8月の費用扱いにしてもいいのでしょうか。差がわからないのですが」という質問である。

　水道光熱費や銀行のインターネットバンキングの手数料など、翌月15日引落で翌月の5日などに通知書が来るものに関しては、それを待っていると、月次決算が締められないので、継続性の原則の観点からも問題ないと判断して（突発的、臨時的なものでなく、毎月発生して、金額も極端な額に毎月変動しないものに関して）7月分のものが8月15日に引き落とされても、7月分でわざわざ「支払手数料／未払費用」などで計上せず、引落をされた8月15日でそのまま費用として「支払手数料／普通預金」などのように計上するということをしている企業も多いだろう。厳密に言えば7月計上が正しいのであるが、決算期以外であれば、こうした簡便処理でもいい場合がある。こうしたものが、経理には山のようにある。

　したがって、今後効率化や自動化などは進んだとしても、「全て自動化」つまり「無人化」というのは、仮に今の会計ルールであればまだ課題が多いと言わざるを得ない。しかし、経営者はそうした点も留意して、総合的に導入の経営判断をすべきであろう。

❸クラウド・AIへの期待

　以上、会計の視点から見ると、クラウドやAIに対してリクエストが多くなってしまったが、「働き方の改革」という点では、明るい材料が多いのではないかと私は感じる。まず単純に労働時間の短縮。これまで7時間必要だったものも、うまく活用すれば3時間で終えられるということもあるだろう。また、クラウドサービスは、自宅でも職場とほぼ同じ環境で作業ができるようにしてくれる。証憑などもデータ化されていれば、クラウドシステムでログインした先はほぼ職場と同じ環境なので、子育て、介護など、フルタイムで出社できない人でも、自宅や介護先などで、パソコンやスマートフォンさえ手元にあれば勤務や、業務の続きができる。経理に関しては作業スケジュールが決めやすいので、その点に関してはクラウドサー

ビスと相性が良いといえる。

　しかし、クラウド・AIサービスに私が本当に期待したいのは、「解析」の部分である。「○○費をたくさん使っている会社はむしろ利益が伸びている」「○○費が少ない会社ほど赤字になっている」など、経営者が考える「経費はとにかく安く抑えなければ」という概念を覆すデータがAIの解析によって次々出てくればとても面白いと思うし、新しい経営判断の材料の一つとして活用ができるのではないかと思うのである。

　赤字にしてしまう経営者の中には、節約を通り越して「ケチ過ぎる」ために、社員や受発注先から嫌われてしまい、売上や利益を落としてしまうことがある。「交際費年間100万円と年間10万円の会社では、年間10万円の会社のほうが赤字である確率が高い」「一人当たりの厚生費が年間50万円と10万、1万円の会社があると、10万円の会社が最も利益が出ている」など、そうした解析結果が仮に簡単に出るようになったら、「接待をケチり過ぎてもいけない」「社員の福利厚生は一体どれくらいの範囲が会社にとって適正なのか」ということもデータでわかるようになり、経営者や各担当者の判断材料にもなるのではないだろうか。それはそれで皆でデータの結果を楽しんで眺めながらも、よりよい会社の体制づくりに活かせるのではないだろうか。

　クラウドやAI自体を一概に「良い」「悪い」と論じることはできない。そのような「新しい概念」を私達が「どのような目的で」「何の為に使うか」ということが、結果的にクラウドやAIの善し悪しを決めるだろうということを述べたいのである。

---

*1
　一つは上場準備の際には、過年度の数値の集計を申請資料として提出しなければならない。その際に、過年度と今現在の会計ソフトが違うと、その抽出作業や条件設定が相違している場合などの調整など、非常に資料作成に時間と手間がかかる。例えば過去5年分の売上高別の集計作業を抽出していて、どうも数字が過年度であったとしても小さすぎると思いチェックし直すと、現在の会計ソフトはA社、B社、と会社ごとに得意先コードを管理しているのが、過年度は「A社東京支店」で一つの得意先コード、そして「A社大阪支店」でまた別の得意先コードを作成しており、それらを見落としていたのである。その理由として、A社は東京と大阪で請求書の宛名や振込の管理が別々だったので、販売管理ソフトでは別々の会社として登録しなければならず、そ

のデータがそのまま財務会計ソフトに連動していたので、自動的に同じ会社で二つ以上の得意先コードができ、一つに集約することが自動的にはできないソフトだったのである。

しかし上場準備資料では、取引先A社全体の数字を出さなければいけない。このように、会計ソフトに関する各種初期設定のルールの相違の有無を一つひとつそれぞれ確認しなければならない、という作業も都度発生するのである。上場準備は時間との勝負でもあるから、そうした無駄な時間はできるだけ減らしたほうが良い。

そしてもう一つは、実際に上場準備段階になって、会計ソフトを新しいものに移管しなければならない、ということ自体の負荷である。移管の際は、内部統制上や現実問題も含めてまず古いソフトと新しいソフトを安全のためにたとえば3カ月間など一定期間「並行入力」をしなければならない。通常の時期でさえ、それなりに入力とチェック作業の時間が必要とされる中で上場準備の時期であればさらに負担や混乱をきたすことであろう。そしてこの作業は当然ながら経理部にしかできない。他部署の応援をしてもらったり、学生アルバイトにお願いしたりできない作業である。仕訳入力など、知識のある限られた人しかこの作業ができない。だから大変なのである。

＊2

たとえば債権管理に関して、販売管理と財務会計が分離していた時は、売上請求書を発行したデータに対して入金があったら、その請求書のデータに「入金済」の欄にチェックをするか、あるいは分割入金の場合は、一部入金などと備考などに記載しておけば問題ないのだが、一体型となっている場合、たとえば会計上は前受金扱いになる売上請求書を発行しなければいけない、という事情の場合、対応が手作業時よりも手間になる。8月31日に、9月売上計上分の案件を先方が入金することが決まったのだが、先方も請求書がないと社内処理ができないということで、8月15日の日付で請求書を発行（内容は9月分と当然記載するのだが）して欲しいと依頼された場合、販売管理のソフトで8月15日の日付で請求書作成すると、自動的に9月ではなく8月の売上扱いとして会計ソフトにそのままデータ連動されてしまう。かといって9月の日付でデータを入れると、請求書の日付が9月になってしまうので、先方のリクエスト通りにならない。

結局、8月計上という形で請求書のデータを一旦作成、発行し、会計ソフトに連動をかけた後に、手入力で会計ソフトに8月15日の日付で逆仕訳を入力して一旦プラスマイナスゼロにし、9月に再度、計上の仕訳を手入力で入れる、ということを行う必要があるのである。

あるいは、そのクライアントの為だけに、表計算ソフトで特別に請求書を作成して送付し、9月の日付で売上計上の入力とデータ連動だけをかけて、その請求書は送付しない、という形で処理をしてもよい。どちらにしろ、このように、経理周辺の処理をいくら機械化しても、必ず「例外」「想定外」というものが発生する。それが経理というものが簡単に自動化、無人化できない理由の一つである。

さらに販売管理ソフトのデータを財務会計ソフトへ自動連動できるといっても、仕訳パターンが、一つしか決められない会計ソフトもある。つまり、売上請求書をもし財務会計ソフトへ連動させるときに、借方と貸方をどのような勘定科目で設定して連動しますか、ということである。それを一般的な「売掛金／売上」と決めたら、それ以外の「現金／売上」のようなケースがあっても、それを個別で設定することができず、一旦「売掛金／売上」で会計データ連動させ、後から、「現金／売掛金」というように、財務データへ仕訳を手入力で結局しなければならない、ということもある。

戦略経理実務ノート

Ⅲ　経営戦略の枠組みと経理

❶全般

> ●さまざまな経営戦略策定に使われるフレームワークを知っておこう
> ●事業ポートフォリオ（PPM）、商品ライフサイクル、アンゾフの事業拡大マトリクス、3C分析など

　Ⅱでは、原価計算の例題を通じて変動費と固定費、操業度などの重要性を確認いただいたが、次に経営戦略の考え方と経理との関係をみていきたい。

　大企業では経営戦略、経営企画と経理は別の人間が行っていることもあるが、中小企業であればすべてが経理の仕事である。

　経営者のスタイルにもよるが、なるべくさまざまな枠組みで使いやすいものを用いて経営者と議論をしていただきたい。

　ただし、注意すべきは**枠組みだけの話で中身がない**とMBAの学生か？と**経営者に反対に嫌がられることもあるので、自分の言葉に置き換えることが必要。**

　事業ポートフォリオなどの話はセミナーで聞くが実践しない人がほとんどである。少しでも実践してみよう。

- -

第3章　戦略経理の強化策

❷3C分析

> ・**市場分析**（Customer）
> ・**競合分析**（Competitor）
> ・**自社分析**（Company）

　事業計画策定のときには、外部分析と内部分析を行うことが必要（よくプロダクトアウト型と言われるが、いい商品を作ったので絶対売れるというのは間違い）である。

　外部分析と内部分析の両方を含んだものとしてよく行われるのが3C分析といわれるものである。

　経理が企画担当も兼ねる場合これらを求められることもあるが、評論家にならないことが大事である。

　プロダクトアウト型という表現と矛盾するが、**「やりたいこと」や「思い」がまずあること、それから冷静に市場、競合、自社を分析していく。**

「分析とは戦略的判断に結び付く仮説を作り検証すること」で、

　論理的＝わかりやすいということであり、いかに周りの人間に対して説得力があるかが重要となる。

　事業戦略には、「差別化」するか、「コスト削減」するかの二つがあるが、事業が置かれている環境をできるだけ客観的に把握できるかがポイントになる。

　そのために、3C分析は、外部環境と競合状況を詳細に分析するなかで、自社の強みを見いだしていく考察であり有効である。市場分析は、市場の規模、顧客の購買嗜好、潜在顧客の発掘などの視点から分析し、競合分析は、競争相手の実態や参入障壁などから分析する。自社分析では、自社の強み・弱みが何であるかを理解する。しかし、3C分析のための正確な他社や市場の情報収集が簡単ではなく、分析に時間がかかるのが通例である。

123

3 PPM

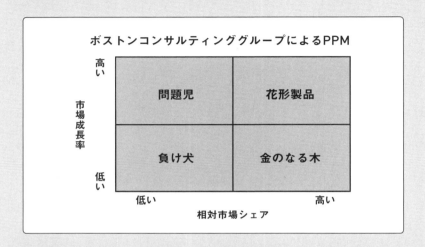

大会社では必ずといってよいほど議論のなかで使われる枠組み。

縦軸に市場成長率、横軸に相対市場シェアを用い、自社の事業がどの領域にいるかを認識し、その領域に応じた経営戦略を組み立てていくという使い方。

かなり感覚的であるが、市場成長率と市場シェアが高い事業は競合も激しく、商品の開発費もかけないといけない領域であり、花形製品と呼ばれる領域。ここにいる間は一般的には投資も大きくあまり儲からない。シェアを確保したあと、市場の伸びが鈍化すると新規参入がなくなるので金のなる木と呼ばれるエリアとなる。これまでの開発費などが回収できるステージ。

成長率が高い市場であるが、シェアが低いゾーンは問題児とよばれ、シェアを高め花形になるか、あるいはシェアを上げられず負け犬となるかのゾーン。最後の負け犬のゾーンはもっとも厳しいゾーン。市場も縮小していき、シェアもなければまったく儲からない。

自社でいくつかの事業部や商品があるとそれぞれがどこの領域にい

るのかを議論し、そのうえで戦略を決めていくことが行われる。

4 商品ライフサイクル

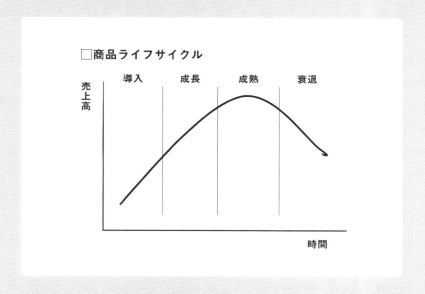

　先ほどのPPMと似た概念であるが、すべての商品は誕生から衰退までの流れがあり、その段階ごとに戦略は変わるという考え方である。

　成長期にシェアを拡大しなければ成熟期ではシェアの拡大は難しいことが一般的に言われている。

　衰退期であればPPMの負け犬と同じくコスト削減などに戦略が限られていってしまう。

　自社の商品が単一商品であり成熟期に入っている場合は要注意である。自社の事業のポジションを的確に把握し、次の商品を導入し、既存商品の代替を図らなければならない。

5 アンゾフのマトリクス

アンゾフのマトリクスという概念を紹介する。経営戦略などで昔からよく言われているものである。アンゾフは会社の事業ドメイン（領域）について経営戦略上の位置づけを行うために市場と商品の2軸を設定し、それぞれ既存と新規と分けることにより4つに分類した。

売上を増やすには、①同じ商品を新しい市場で売るか、②同じ市場に新しい商品を導入するかが成功しやすいとしている。反対に③新商品を新市場で売るのは一般的には成功確率は①、②に比べて低いとされている。

よい顧客（市場）があればその顧客が必要とする新しい商品を導入すればよい。一例として、既存商品を新しいお客様に提供する努力もしつつ、並行して既存の顧客（市場）に新しい商品を提供する。つまりマトリクスの①、②の両方を行なうことにより売上を拡大した例がある。自社の商品や市場に合わせた営業が成功の鍵となる。

これを会計に当てはめるとやはり、商品別の経営数値把握や地域別の経営数値把握などが必要になってくる。すべてを合計で見ていると違いがわからないためである。

⑥ コダックと富士フィルム

　楡周平著『象の墓場』を読んだ。アメリカの巨大会社コダックの経営破綻をモデルにした小説である。フィルムからデジタルへの世の中の変化のなかで巨大フィルムメーカーが破綻する様子が書かれている。物語は1992年から2004年までの間を描いており、その間にIT革命があり、WINDOWS95から始まったパソコン1人1台の時代やカメラ付携帯でフィルムメーカーが苦戦する様子が書かれている。ここではどんな大きな会社でも世のなかの変化で破綻することもあることが書かれている。

　一方コダックと似たようなフィルムの会社でありながらフィルム事業の低迷にもかかわらず伸びている会社が富士フィルムである。コダックと同様2000年から毎年年率10％の市場縮小で毎年200億円ずつ写真フィルムの売上が減少しているなか数年かけて事業構造改革に成功した。現在ではメディカル、ヘルスケア、化粧品などの新規事業が会社の売上のかなりの比重を占めている。コダックももちろん市場の縮小に対し何も手を打たなかったわけではないが、両社ほど明暗を分けたケースは珍しいのでここで取り上げた。

■コアコンピタンスと事業ドメイン

　会社にとって競合他社を上回る優位性がコアコンピタンスだが富士フィルムはフィルムで培った化学技術力を応用してヘルスケアや化粧品の領域に活かしている。コダックはデジタル商品への移行に失敗してしまった。市場が同じだったので一般的にはコダックの戦略のほうが成功しやすいように思えるが、別分野の富士フィルムが成功したのは面白い。

　事業ドメインをどこに求めるか。自社の優位性はすでに確立した販売網などのネットワークなのか、技術なのか。今回の事例ではネットワークよりも技術だったといえる。近年では選択と集中が重視され多角化での成功事例が少ないだけに富士フィルムの成功例は興味深い。

　私たちも何がコアコンピタンスでどの事業ドメインに行くべきかを常に考え破綻しないようにしたいものである。

７ 管理会計のマトリクス

・部門管理は通常地域（支店ごと）
・地域ごとにそれぞれ商品ごとの売上、粗利の把握必要

	東京	大阪	名古屋	合計
A商品				
B商品				
C商品				
合計				

　複数の支店などを保有している会社は部門別会計が必要となる。

　一方、商品ごとに採算管理したいときは横軸での集計も必要。

　一般的には地域ごとに部門コードを取ることで対応するため、商品ごとに固定費を把握といった場合は支店ごとに集計した固定費を商品ごとに按分するようなことも出てくる。

　これはある会社で実際に行われていた計数管理で、地域ごとの集計数値をそれぞれABC（アクティビティ・ベースド・コスティング）という活動時間で集計する方法により行動時間ごとに商品に配分し、商品ごとに売上、原価、固定費まで把握を行っていた。

　たとえば同じ商品でも部品の取替えのような商品は営業コストをかけなくてもリピートオーダーが入るようなものもあれば、自ら積極的に客先訪問し、売るような商品もある。そのような場合、営業にかけるコストが商品ごとに大きく異なることから、**商品ごとの採算を見るのは商品ごとにどれだけ時間を使っているかを計算し、その使った時**

第3章　戦略経理の強化策

間を商品に割り掛けるのである。**工場の原価計算のようなことを販売のほうでも行うのである。**

　これにより商品ごとにどれくらい儲かっているかを測定し、商品戦略を再考するのである。

🎱 部門別経理（赤字事業は廃止すべきか？）

　以下のような会社がある。卸売り部門と店舗でそれぞれ1,000万円の売上がある会社。卸売り部門は変動費（原価）800万円と直接固定費（経費）の100万円を引いて100万円の黒字（本社費前の直接利益）。一方、店舗は600万円の変動費と370万円の経費を引いて30万円の黒字（本社費前の直接利益）であった。ただし本社費が100万円あり、卸売り、店舗で50万円ずつ負担した結果、卸売り部門は50万円の利益、店舗は20万円の赤字となった。

　ここで問題。赤字事業の店舗は廃止すべきか？

（単位：万円）

	卸売り	店舗	本社	合計
売上高	1,000	1,000		2,000
変動費（原価）	800	600		1,400
粗利	200	400		600
直接固定費（経費）	100	370	100	570
直接利益（本社費前）	100	30	-100	30
本社費負担金	50	50	-100	0
本社費負担後利益	50	-20	0	30

【回答】

　廃止すべきではない。単純に廃止すれば会社全体で30万円利益が出ているのが、会社全体で利益が0になる。つまり店舗は本社費を負担することにより赤字になっているのであって、本社費を一部吸収し

129

ているともいえる。卸売りと店舗では粗利率や固定比率も異なるがそれぞれ本社費負担前では黒字である。

【考慮すべき事項と今後の対応】

店舗は廃止すべきではないが、本社費前の利益率は3％（30万円の利益÷1,000万円の売上）で卸売りの10％（利益100万円÷売上1,000万円）に比べて低い。以下のことを考慮すべきである。

1. 固定費が多すぎないか？
2. 粗利率40％（400万円÷1,000万円）は妥当か？
3. 固定費に比べて売上は少なすぎないか？
4. 本社部門の100万円も妥当かどうか？

会社の課題を数値から抽出することが重要である。数値を作るだけで分析をしなければ課題は見つからないので、数値の時系列の比較、他事業との比較などを行うようにしたい。

- -

❾ 損益計算書の活用
■損益計算書のポイント

〈損益計算書〉	
売上高	1,000
売上原価	400
売上総利益	600
販売費及び一般管理費	700
営業利益	△100

この例では売上1,000で、売上原価400を引いて売上総利益が600。そこから販売費及び一般管理費（経費）700を引くと営業利益がマイナス100となった。

業種により売上総利益の率なども異なるが、どの会社でも売上総利

益が販売費及び一般管理費よりも大きくなければ黒字とならない。

利益を出すには①売上を増やすことにより売上総利益を増やす②材料費などの売上原価を削減し売上総利益を増やす③経費を減らすの3つが基本である。

〈販売費及び一般管理費〉	
給料	400
地代家賃	100
水道光熱費	100
旅費	＊＊＊
○○費用	＊＊＊

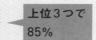
上位3つで85%

経費を減らすにはまず明細を見て上位3つぐらいを合計してみる。その3つで経費の合計額の大部分を占めていることが多い。この例では700のうち600を占め85%。経費削減を行う場合もこれらの主要経費に注力する。効果が大きいからである。よく給料や家賃は固定費などといわれるが、たとえば家賃もより安い場所に移るという選択もある。売上が増えればいいが、どうやっても売上が増やせないのであれば経費を小さくするしかない。

損益計算書は一定期間の成績表である。成績表から課題を見つけることができれば改善につながる。そういった視点で、再度損益計算書を見て課題を探し改善につなげていきたいものである。

第**4**章

戦略経理の実践事例

Ａ社（年商25億円、製造業）の事例

会社概要

　Ａ社は、創業100年近い老舗メーカーである。大手では手掛けられないニッチで高品質な商品を軸に高度成長期に飛躍し、かつては売上50億円、従業員も200名ほどいたが、リーマンショックや低価格競争に押されて徐々に売上が下がり、現在は売上25億円、従業員80名ほどである。一時期は赤字に陥り低迷したが、人員抑制やコスト削減の効果もあり、現在は経常利益1億円～2億円前後で推移している。

　現在は5代目から6代目への代替えの時期であるが、従業員の平均年齢が高齢化し、若い6代目の指示がなかなか浸透しないため、業務改革が遅れ気味なのが課題である。

　そのため、黒字は出ているが、本質的な改善までには至っていないので、少しの外的、内的環境によって再度赤字になる可能性もあり、そのような理由から新規事業や古い備品、設備の買い替えなど、新しいことに使える予算が現状積極的に使えない状況にある。

課題

　現在6代目は、会社全体を理解するため管理部長の座にいるが、平均年齢の高い従業員が彼らより年齢が下の6代目の言う事をなかなか聞き従ってくれない。そのため余計に6代目が厳しくそれらの社員に接するため悪循環に陥り、感情的なコミュニケーションの齟齬に陥っている部分も見られる。幸い、管理部門に関しては若返りを図り、同年代の経理課長がサポートをしているが、今度は経理部も6代目の手先だとベテラン社員達に認識され、経理部の言うことも簡単に聞いてもらえないこともある。数字改善についてのコミュニケーションのはずが、個人的な感情のずれで、会社全体のオペレーションにも悪影響が出始めているので何とか現状を改善

したい。

━━ なぜこうしたことが起こるのか

　会社や社員というのは、「過去の最大の栄光」にすがる傾向がある。会社であれば、最高売上、最高利益の時代を基準に話をし、社員であれば、自分が一番有名な企業、年俸の高かった時代の話になると、途端に雄弁になる。それが「自分（達）の通常の実力」、つまり、今の状態は「他の要因のせいで今の自分（達）はパッとしない」と思い込みたいのである。

　このような場合、まずその考えを断ち切ることから始めなければならない。そのためには、まず「その会社以外」の統計をはっきり従業員全員に指し示し、現実世界を認識してもらう必要がある。全国の労働者の平均年収の推移、その会社が属する業界が時代の流れで縮小傾向にあればそれらのデータ等、日本全体、他業界、同業他社等の数字を示して、まず、リーマンショック前後、バブル期など、時代によって、会社の経営方針や自分自身の働き方も当然影響を受けるとういうこと、そして自分達自身も時代によって働き方や考え方を変えなければならず、ただ漠然と毎日同じことをやっていればいいということではないということを伝え、認識してもらう。

　そのためには**精神論だけで語るのではなく、きちんとした「数字」も同時に提示をする**必要がある。数字は客観的要素が大きいので相手も納得しやすいのである。ではなぜ、最初から直接的に彼らの会社そのものの数字の推移を見せないのかというと、それを最初に出すと、客観的な感情で社員が認識できないのである。

　仮にその会社の過去からの数字の推移を見せてそれが逓減傾向にあるとすると、古い世代は「数字が下がったのは、自分のせいだって若手社員の前で恥をかかせたいのか！」と思い、若い世代は「数字が下がり始めた時に何も対策を練らなかったあの世代がまだ会社にいるから会社がよくならない」と思う。6代目と折り合いが悪いベテラン社員は「先代やその前の時代はよかったなあ」と感傷に浸る。つまり「自分ごと」であるのに単に「他人ごと」として数字をとらえてしまい、自責することがないのである。

会社の経営成績は、まず時代背景や同業他社の影響も多分に含まれているということを自覚してもらい、その上で、自分達は、その変化に対して、どのような努力を過去行ってきたのか、それとも何もしてこなかったのか、ということをまず確認、自覚してもらう作業が必要だということである。

　往々にして、売上や利益が逓減傾向にある会社は「良いことも悪いことも何もしていない」という会社である。だから赤字の会社には「自分が悪いことをしたという自覚がない」社員がほとんどである。黒字の会社は、日々あらゆる新しいことにチャレンジしている。どこかの部署が新しいことにチャレンジすればおのずと他の部署も良い意味での「とばっちり」を受けて、新しいチャレンジをしなければならなくなる。たとえば、新規事業を立ち上げるとなれば、企画も営業も事務も、全てその新規事業に対して業務だけでなくオペレーションの策定も迫られることになり、「動かざるを得ない」状況になるのである。こうした新陳代謝が社内を常に活性化させているため、空気がよどまないのである。

■ 解決方法

　この会社では、まず6代目と経理部が主体となって、社内になぜ業務改善が必要なのか、ということを説明する資料の作成にとりかかった。まず日本全体、製造業全体の会社や労働者数や年収の推移、そしてその業界全体の統計や同業他社の売上、利益などをとりまとめた。次に自社の過去の売上、利益の推移を作成した後、大きく数字を伸ばしたポイント、下がったポイントを中心にその時に外的要因（例：景気等）、内的要因（例：新製品のヒット、不振等）にどのようなものがあったか、ということをまとめた。その上で、現在の自分達の会社が「数字において」どのような改善を目標にしていかなければいけないかということ（例：利益率の改善、資金繰りの安定、等）をピックアップした。最後にそのためには、経理を中心とした管理セクションや、営業、製造担当などは何をしなければいけないかという具体的なアクション（例：相見積りの徹底、締日の厳守等）を記載してまとめた。

　そしてまとめたものを、まず5代目の社長の前で6代目がプレゼンテー

ションを行い、感想や意見をもらい、それを繰り返して内容をブラッシュアップし、資料と台本のシナリオの準備を綿密に行った。

そして全社会議において、6代目が、「アクションプラン」として、なぜ改善が必要だと思ったか、そのためには何を協力してもらわなければいけないか、そしてそれは利己的な理由ではなく、皆さん一人ひとりのためである、ということを力説した。

■ 結果とその効果

一部の社員からは「茶番だ」という声も変わらず上がったが、多くの社員はベテラン社員も含めて好意的に受け止めた。ベテラン社員からは「いつも自分達の世代が悪いと責められているみたいで不快だったが、そういうことを6代目が言いたかったのではないということが今日やっとわかった」「新しいことをやって失敗したらリストラされるのではないかと思ってチャレンジしたくなかったけれど、そのような目的でないとわかったので協力します」などという声が上がった。また中堅、若手社員からは「実は自分も同じことを思っていたけれど、一部のベテラン社員達が6代目の言うことを聞いたらわかっているだろうな、と言われていたので、今回の発表は皆賛成していたようで良かったです」「自分が何を言っても変わらない会社だと思ってあきらめていたから、会社も変わるのかもしれないと今回思ったのでもう少し頑張ってみます」という声が上がった。アクションプランをとりあえずやってみよう、という賛成意見が大勢を占めたため、反対勢力も徐々に沈黙していった。

組織というのは、「過半数の意見を獲得する」ということが大切な場面がある。

経営者と違い、社員はそれぞれ「自分の立場」で、そのアクションプランを見ている。つまり、**同じものを見ていても、見方はそれぞれ一人ひとり違う**、ということである。営業社員と総務社員ではそれぞれ見方が違い、また同じ営業社員同士であってもそれが自分にとっていいことなのかそうでないのかという判断は一人ひとり違う。100人社員がいれば100通りの「見方」があるのである。

だから業務改善も思いついた時点ですぐ口にするのではなく、しっかり「資料とシナリオを準備する」ということが大切である。準備するといっても1週間もあれば充分である。自分がそれぞれの社員の立場に立ってみて、「この業務改善に何のメリットがあると思ったらやってくれるだろうか」と想像をし、それをシナリオに組み込むのである。たとえば営業社員の立場に立ち「この制度が導入されて頑張った分報奨金がもらえると思ったらやるだろうな」と感じたら、彼らがそれを想像する前に、こちらから先にそのことをズバリと言うシナリオを準備しておくのである。そうすることで「営業の気持ちもわかってるじゃん」となり、徐々に支持、信頼されていくのである。

　経理部もそうした業務をサポートすることで、まず、社会全体と自社の数字との関連性を理解することができ、今までよりも、より現状の経済トピックについての関心を持つことができるようになった。そして「経理部は6代目の小間使い」と呼ばれていたような、「ただ高圧的に取り締まる」という役割から、「経理部は6代目と現場の潤滑油」というのが本来の経理部の役割であるということが認識でき、会社の業務改善、数字改善のためには経理部は必須な部署だということも認識できるようになった。それまでの「取り締まり的役回り」から、「6代目の言っていることはこういう意味だと思います」「現場の本心はこういう意味だと思います」というように、相互に言葉足らずな部分をケアする、「仲介者」としての立場として機能するようになった。その結果、会社全体の情報が経理部に集約されるようになり、悪い情報であればすぐ経営者に報告をして対応をとり、良い情報であれば全社的に共有をする速度が速まり、数字にもその影響が反映されるようになった。そして安定的な利益率が確保でき、古い備品や設備を買い替える資金が確保でき社員のモチベーションも上がり、新規事業に使用できる予算が見積もれるようになった。

B社（年商50億円、飲食業）の事例

会社概要

B社は、創業10年目の飲食店を中心としたチェーン展開をしている企業で、飲食にまつわる物販や関連事業なども行っている。

若者を中心に支持され急成長し、現在50店舗を運営しているが、これからも新規で年間7〜8店舗ベースで増やしていく予定である。正社員は200名、アルバイト従業員は1000名であるが、新卒で30名、中途採用は毎週都度採用している状況である。

課題

創業メンバーを中心とした設立5年前後までは、ほとんどの社員が飲食店でマネジメント経験をしていたため、常識的な研修などは行う必要もなく、管理体制も問題がなかったが、急成長を遂げるに従い、徐々に飲食業界の未経験者も増え、売上金額と現金実査の差異や、事前に防げた赤字など、基礎的な数字面での管理体制の課題が散見されるようになってきた。しかしながら、管理セクションの人員採用が追い付かず、細かい現場のケアまで手が回らない状況であった。

また、経理部からの要望としては、各店長に経理的な用語や締めについて話をしても、経理の基礎的知識が相手にない場合があり、店長自身も、現場のオペレーションが最優先事項になってしまい、数字の報告や確認事項の対応が後手にまわってしまい、その点をなんとか解決したい、という要望があった。

なぜこうしたことが起こるのか

会社が軌道にのって急成長している組織の特徴としては、「多少のことには目をつぶって、良いところを伸ばす」という傾向がある。つまり細かい

ミスをチクチクとなじるよりも、「終わりよければ全てよし」として、結果重視で、そのためには多少のリスクやミスは想定内のこと、ととらえている。だから社員も積極的なチャレンジができ、会社も成長できるのである。この考え方は正しいと思うが、このような会社が次のステップとしてIPOなどのパブリックカンパニーを目指すステージに入る際には、やはりその良い流れや会社の雰囲気は残しつつも、「隙間のない」管理体制が必要になる。

しかし急成長している会社は、新卒の社員以外にも、毎週新しい中途社員が入社し、アルバイト社員に至っては入れ替わりも激しい。こうした状況においての一番の課題の一つは「社員研修」である。

つまり一般の会社であれば、経理からの「経理知識をもっと一般の従業員に知ってほしい」という要望は、社内の会議室に管理職を集めて研修し、それを各部に持ち帰って、分科会を開いてもらうというのが一般的であろうが、急成長をしている環境では、「その時間も惜しい」「店長が店舗のトラブル対応で、本社の研修に来られなくなりました」などということが日常茶飯事である。またアルバイト社員などは、学生などが多い場合は、教育をしてもまた入れ替わってしまうので、店長がアルバイト社員に計数的な指導をするというのも大きな負担になるのである。

■ 解決方法

そこで、この会社では、まず既存の社員ではなく、新卒入社の社員、中途入社の社員に、入社資料と共に、経理の勘定科目と、それに該当する内容の一覧表を配布し覚えるように指示をし、1週間後にテストをするということを実施した。テスト内容は2種類で、一回目は電車代、打合せのカフェ代など、使用用途のみを書いてそれは何費に該当するか、そして2回目は反対に、旅費交通費、会議費など、勘定科目のみを書いて、それに該当する内容を書くというものである。それを全問正解できるまで、何度も繰り返すという課題を実施した。

ここで重要なポイントなのは、**既存の社員ではなく、新卒や中途社員からやってもらう**、ということである。

第4章　戦略経理の実践事例

　既存の社員というのは、新しい課題などに対しては「余計なことが始まるのか」と負担に感じる社員もいる。時には「経理が楽をしたいからこういうことをさせるのだろう」という社員も実際にいる。しかしながら、現在の会計ソフトの主流は、確実に現場でデータを入力してそれを経理がチェックをし、そのまま財務データへ流し込む、という形へシフトしている。その場合、現場の社員が、勘定科目を知らないと経費精算さえまともに申請できないということが当然起こりうる。そのために経理がわざわざ一人ひとりに指導をしに行ったり、間違いを差し戻したり、訂正したりするという作業が発生したら、手作業の時代より手間がかかって月次決算が遅くなる、ということも現実的に起こるのである。

　現代において、経理だけでなく総務人事、営業、制作、開発者など、**会社のスピード感を保ちたいのであればあらゆる職種の人達も勘定科目の理解は必須な時代なのである。**

　しかし、既存の社員、職位が上の社員からこうした課題を指示すると、「そもそも論」にすり替えられることがある。「そもそもなぜそんなことをする必要があるのか」という抵抗に遭い、実施まで時間をとられることがある。その時間さえも急成長の会社であれば無駄にしてはいけないので、そのような色に染まっていない人達から「これは最初からの決まりごとです」という形で導入することが重要なのである。そちらのほうが間違いなくスムーズに浸透する。内容も、「簿記の資格をとりなさい」というレベルではなく、純粋に自分が使う経費や、店舗運営に関する費用についてであるから、それほど高度なものではない。けれどもこうしたことは覚えていれば将来幹部になりたい人、独立したい人、あらゆる人にとって役に立つ内容であり、一般の社員はすんなり違和感なく受け入れられるはずである。

■ 結果とその効果

　経理部で、勘定科目テストに関するテキストと資料を作成し、それを、その年の新卒者と中途採用者から、入社日に人事担当者から入社手続き資料と一緒に配布をし、配属先の上司が採点者となり、合格するまで実施を

141

〈B社勘定科目一覧表〉

勘定科目	内容
旅費交通費	電車代、タクシー代、宿泊代、飛行機代…
通信費	携帯電話代、切手代…
会議費	一人当たり○○円未満の飲食費、…
…	…
…	…

※必要であれば解説などの補足事項を記載する

〈テスト1〉（勘定科目の欄を記入しましょう）

勘定科目	内容
	電車代、タクシー代、宿泊代、飛行機代…
	携帯電話代、切手代…
	一人当たり○○円未満の飲食費、…
	…
	…

※暗記をすれば覚えられる。経費精算申請などスムーズにできるようになる

〈テスト2〉

（勘定科目に対応する内容を2つ以上記入してください。ただし、＊の科目は一つでよい）

勘定科目	内容
旅費交通費	
通信費	
会議費（＊）	
…	
…	

※理解力が必要。少し高度になるので、難易度はそれぞれの社員の役職、部署により調
　整する（2つ以上書ければ合格、など）

した。そして上司から人事部に報告をするように管理をしてもらった。その結果、その実施日以降に入社した社員は、最低限の経理の勘定科目の知識は理解しているので、経理部とのやりとりもスムーズに行えるようになった。また、既存の社員には、その半年後、一斉に各部署で実施をしてもらった。

新入社員や中途社員が既に理解しているものを既存の社員や職位の高い社員が「知らない」ということは恥ずかしいので、反対意見も出ず、スムーズに導入、実施された。

こうして、経理部と現場間だけでなく、一般社員間でも業務会話の中で経理用語が違和感なく話されるようになったおかげで、業務や指示もスムーズにお互いに理解、認識できるようになり、初歩的な計数的なミスも減り、ミスが生じた時も迅速に報告や対応がなされるようになった。そして急成長ながらも月次決算の早期化も可能になった。また管理職や店長への昇進へのステップアップ時にも、同様の研修を行い、そこでは試算表に関わる「経営」に必要なレベルアップした経理関連の内容の試験を実施したことによって、店長会議や役員会においても、スムーズに議論や会話が交わされるようになった。それまでは、本部の役員や経理部長が、店長などに、売上以外の原価計算や営業利益についての意味を補足したり、赤字店舗の店長にはどの数字を改善しなければいけないか、ということなどもケアしなければならなかったのが、各店長が自分の知識でまず理解できるようになったため、それぞれの店舗で赤字になりそうな場合に自らコスト削減をしたり、本社に「どうしたらいいか」という相談を「事前に」したりするという体制が出来上がった。そのため、数字自体も大きな赤字を出すという店舗がなくなり、会社全体の数字もさらに上振れするようになった。

経理部としても、都度現場からの「これは何費に該当しますか」などの内線、メール対応の時間が激減し、申請書類のミスも減り、作業効率が上がったことによって、急成長に伴う人員増加に対しても最小限の人員体制でしのぐことができた。

C社（年商15億円、印刷業）の事例

会社概要

　C社は、創業30年の印刷関連会社である。現社長が独立して一代で売上約15億円、社員50名の規模に成長させ、利益も安定的に出しているが、業界自体が成熟期のなかで、新規事業を起こさないといけないと危機感を持っている。しかしながら、これまで良くも悪くも経営トップの独断で経営を進めてきたため、次期社長候補と言われる幹部が育っておらず、新しいことをやるにも、重要な契約や交渉などは現社長が対応しなければならないため、どのようにすべきか悩んでいる。

課題

　社長は、知り合いのブランディング会社Z社の社長から、「メディアで取り上げてもらえるような施設を作ると、企業広告を打たなくてもメディア側からその施設に取材が来るので、そのような企業宣伝の方法もある」と聞いたことをヒントに、シェアオフィスの運営を新規事業として考えていた。以前Z社が運営しているシェアオフィスを見学に行った際、内装が流行りのカフェのような雰囲気でフリーランスの若者達が活き活きと働いていた。そうしたお洒落なフロアに入居している若者達はデザイナーやクリエイターが多く、彼らの成果物や作品がオフィス内に展示してあったのだが、フライヤーや冊子などの「印刷物」が非常に多かったことに目をつけた。こうした事業を行えば、紙媒体のビジネスがまだまだ広げられるのでないかと考えたのである。

　若手社員からは「関わってみたい」「面白そう」という声も上がったが、多くの社員からは「素人が異業種に手を出すものではない」「自分達が儲けた利益をそのようなものに使って失敗したらどうするのか」など反対にあった。

第4章　戦略経理の実践事例

　各部署にベテランの部長はいるが、経営戦略的な業務は担っておらず、実質的には彼らに新規事業の立案、運営を任せるのは難しい。また、従業員数も限られているので、新規事業を興すには外部から新たな人材を採用したほうがよいのではないかと社長は考えているが、新規事業がうまく行かなかったときのことを考えると、その採用した人材の再活用や、既存の事業で利益を出している社員達からの反発などの問題も想定された。また、管理部門は、部長を含め3名のみで総務経理、また来客対応や配送業務など細かい庶務などすべてを対応しているため、新規事業において新たなオペレーションなどが発生した場合、対応しきれるか不安があり、決断ができないでいた。

■ なぜこうしたことが起こるのか

　中小企業が新規事業を行う場合、一番のリスクは、資金面と社員の心理面への影響である。

　新規事業が失敗したら本業が傾いてしまうほどの資金的なリスクはとれないし、社員が「自分達の利益が社長の道楽で飛んでいった」と社内のモチベーションや士気が下がることも大きなリスクである。かといって、少額の投資ではリターンも小さく、新規事業をやる本来の意義が見いだせない。

　そこで重要なことは「バランス」ということである。そのバランスの中身は、「リスク」と「人材投資」である。この二つに関して皆が「納得」すればいいのである。そこで登場するのが**「シェア」という考え方**である。

　伝統ある業界はつい「すべて自社運営で」という発想になりがちだが、近年は異業種同士がタッグを組んでお互いが得意な部分を提供し合い、そこで得た利益も片方が一方的な総取りでなく仲良くシェアする、というビジネスモデルの形態が多く広がっている。**100%自社運営の場合より、利益が出た場合は確かに当然取り分も減るが、その代わり資金や人材確保などのリスクは半分で済む。**そして何より、新規事業を進める**「スピード」は2倍速になり、いち早く取り組むことができる。**双方が既に持っているノウハウがあるので、新たに自社で一からすべてのノウハウを学ぶ時間が

145

短縮されるからである。

■ 解 決 方 法

　社長はまず、経理部長に、新規にシェアオフィス事業を始めるにあたり、

1. 自社運営（賃貸契約、内装工事、運営スタッフの確保などのオペレーションの費用など）
2. シェアオフィスのノウハウを持ったＺ社と合弁会社を設立して、費用負担、利益は折半する
3. すでにＺ社が運営しているシェアオフィスに入居している人達への印刷物に関する新サービスを提供する

　これら3つのパターンで考えられる費用や、会社のリスクについて資料を作るよう依頼した。そして資料をまとめ、社内の意見も鑑み、まず最もリスクの少ない3の案をメインとしてＺ社の社長へ提案をしにいった。

　Ｚ社の社長は、全ての案に目を通して「だったら印刷会社が運営するクリエイター、デザイナー向けのシェアオフィス」を作ったら面白いのではないかと逆提案してきた。Ｚ社の社長がＣ社の資料の中で目を引いたと指摘したのは、フリーランスの人達が会社員から独立した際に「思っていたよりかかる費用」として「カラーコピー」の費用を挙げる人が多かった、という意見であった。もし一定の枚数までは入居者はカラーコピーを無料にしたら、印刷物を仕事に使うフリーランスの人達が集まり、そこでコミュニティーもできて面白いのではないか、という経理部長からの提案に興味を示したのである。

　そこで両社は合弁会社を設立し、利益と費用負担も折半にし、「印刷会社が運営するクリエイティブなシェアオフィス」の運営を始めた。

　そしてそのシェアオフィスには、印刷会社のデザインチームも入居した。

■ 結 果 と そ の 効 果

　シェアオフィスの広告宣伝はＺ社が既存のルートとノウハウで行い、ク

リエイター達から「面白い」「ありそうでなかった」「印刷会社が推奨する印刷機器だとクオリティも安心」という評判が広がり、瞬く間に満員になった。

　すると、入居しているC社のデザインチームから、同居しているクリエイター達から、紙や印刷技術についてさまざまな相談を受ける、という報告が上がってきた。そこで、C社の社長自らシェアオフィスで無料のワークショップを行い、居住者たちとも名刺交換をして交流を深めていった。そこで彼らがどのような会社と取引をしているか、経営や価格交渉などについてもアドバイスを行ってあげたところ、彼らの中から徐々にC社への印刷業務の発注依頼が来るようになった。そして「面白いビジネス展開をしている印刷会社がある」という評判が広がり、異業種からも新規ビジネスについての問い合わせが来るようになった。C社の社員達にとっても外部との交流によって刺激を受け、伝統ある業界でも新たなビジネス展開ができる、と、モチベーションの向上につながった。

　C社の経理部長は、社長から新規事業のプランを聞いた時、Z社の社長の話やZ社のホームページに載っていた事業展開などのノウハウを見て分析した結果、C社にも「ブランディング」できる価値のある財産があるのではないかと考えた。そして「印刷技術や紙の特徴など、知識やノウハウも、まだまだコンテンツになるはずだ」と感じたのである。そこでまずWEB制作会社を経営している友人やフリーランスの知人達に話を聞いてみると、タブレットの時代といっても紙を使った仕事やシチュエーションはまだまだあり、やはり企画書の提案や重要な会議では、紙のカラーコピーの企画書が大量に必要だったり、デザイン案の選定では、タブレットの画面上と、印刷したもの両方をチェックして見てもらったりといった紙を使う機会が多いので、修正や微調整を繰り返すと大量のカラー印刷が必要になる、と聞いたのだ。そしてその費用が、会社員時代は気にしたこともなく大量印刷できたのが、今は極力パソコンの画面上でチェックをして、最終チェックの時だけしか印刷しないように節約していると聞いたのである。

「クリエイターやデザイナーは伸び伸びした環境が好きなはずだから、自

由に印刷ができて、いろいろな大きさや種類の紙が常時ストックしてある環境のほうがきっといいだろう。また、印刷物に関する専門的知識を有している人にすぐ相談できる環境があったら、このような作品に見合う紙の材質はどのようなものがいいか、などと相談もできるから、ストレスなく仕事ができるのではないだろうか。そしてそこでまた新たなビジネスも生まれるのではないか」そう考えたのである。

　経理部長もまた、社長以外の従業員から「社長の暴走は大丈夫でしょうか」という心配の声を聞いていた。だから極力お金をかけず、現状の事業とリンクした新規事業が考えられないかと経理部長なりに模索していたのである。そうすれば社員の心配や反対の声も少なくなるだろうと考えたのである。そして、それこそ**新規事業に反対しているベテラン社員達の知識やノウハウこそがこの会社の資産、コンテンツ**なのだから、それをＺ社のように上手にブランディングして、お金に換えられないか、と考えたのである。今ではベテラン社員達も、「新規事業がうまくいったのは、自分達の経験値のおかげだ」とまんざらでもなさそうである。当然ながら、無料のカラーコピー代などの経費は、その部分も充分ペイするような賃料設定をＺ社の専門チームが設定していることはいうまでもない。

D社（年商100億円、IT業）の事例

会社概要

D社は設立8年目のITベンチャー企業である。従業員は100名ほどであるが、売上も順調で2年後の株式上場の準備段階に入っている。ところが、バックヤードの人員をいくら補充しても月次決算が早期化せず、監査法人や主幹事証券からの依頼や質問回答も遅延しがちである。それぞれから「今のままでは取引所の審査対応のスピードには対応できないのでは」と指摘されている。

課題

D社には、上場企業経験者のスタッフが多数在籍しているため、上場企業がルーチンとしてやらなければいけない知識は皆が有し、それらに伴う作業はできるが、上場審査を経験した社員はいない。そのため、「上場後」に起こり得るリスクや作業には問題なく対応できるだろうが「上場審査前」の準備段階においては、「何をいつまでに主体的に準備しなければならないか」ということの知識や経験が不足しているため、都度、外部から指摘されての対応になり、外部からの評価も厳しいものになりつつある。それに伴い担当社員達のストレスも溜まっている。

なぜこうしたことが起こるのか

IPOを目指す企業にとって、一番必要な社員というのは「手を動かせる」社員であり、その反対というのは当然ながら「手を動かせない」社員である。

これはその社員自身の責任もあるだろうが、その社員自体の過去の社会人経験も大きく影響している。

D社では、大企業出身者が多数を占めているが、何万人という大企業で

はいわゆる「ベタ作業」と言われるものを経験できないまま社会人経験を過ごしてきたという人が多く、それを「将来への不安」としてベンチャーや中小企業への転職理由にする人も多い。

たとえば経理業務であれば、中小企業の経理の場合、まず新入社員時代は、金庫の現金管理や経費精算のチェックに始まり、それから売上請求書・支払請求書のチェックなどの債権債務管理、そして銀行折衝などの財務部門の経験などを経て試算表の作成へ、というように段階的に一通りの経理業務の経験ができるが、大企業であれば、売掛金担当であれば、ひたすら売掛金の管理を年中行う、という形に物理的にどうしてもなりがちである。だからたとえば売掛金担当であれば売掛金に関しては「ベタ作業」と言われるものも経験できるが、それ以外のものにはまったく触れる機会がないということが多いのである。

そのため、そのような社員がベンチャー企業や中小企業に転職をしても、売掛金の管理以外は実務としては中小企業の新入社員と同じ立ち位置からスタートして、習得していかなければならない。当然ながら簿記などの知識は有しているので、理論上の理解はしているのだが、実践となるとやはり「どれだけ手を動かしてきたか」ということの積み重ねは大きい。そのため、IPOの審査のように「明日の10時までに過去3年の仕入先トップ10の資料を送ってください、それから、あれも、これも明日までに…」というような、じっくり腰を据えて、という状況ではない状況に置かれると、まず心理的負担が非常に大きいものになる。そして結果的に自分では作業を整理しきれず、他の社員に「審査でこう言われたのですけどどうしたらいいでしょう」と助けを求めなければいけなくなる。筆者自身の経験でいえば、特に証券会社や取引所の審査などは、直近3年間の数字に関するあらゆるデータに関しては「暗記」していないと間に合わないスピード感であった。明日の10時までに、とその日の午後に20問くらい質問があり、そのだいたいが「過去3年の中から○○をリストアップして」「過去5年間で○○があったかの有無を確認して」という、何も準備していなかったら1問精査するだけでも数時間は簡単に過ぎていく内容ばかりである。そのような状況で、「あと締め切りまで18時間しかないということは、1問

1時間も余裕がないから…」とまず1問にかけられる時間を計算して、自分で答えられるものと答えられないもの、そして答えられないものは誰だったら答えられるか、それは社内にいるのか社外にいるのか、そしてすぐに連絡をして頭を下げてお願いをし、残りは全力で作業をする。その間にもルーチンの経理作業は行う、という状況である。

　今は働き方改革の一環で、こうした無茶振りも減っているかもしれないが、それくらいの対応力がIPO担当者には求められるのである。つまり「他人のせいにしない」ということが求められるのである。なぜなら**「他人のせいにしている時間すらない」**からである。

　つまり「そんな急に質問状を送ってきて答えられるわけがないだろう」と逆切れしたりするようでは審査における会社の顔となる担当者としては不適格であるし、あまりにも自分で回答できるものが少なければ、その担当者は事実上の「伝書鳩」状態となり、回答や対応が遅くなったり、心証が悪くなり、審査自体にも悪影響が出る。

　こうしたことが起こる背景には、近年、「経理なんて誰でもできる」と考えている経営者や社員が急増していることが起因しているのではないだろうか。

　IPOを目指す経営者の方々に特に認識していただいたほうがよいと思うのはIPO審査の場合、「弱い担当者が徹底的に突かれる」ということである。何に弱いかというと「経理的数字に弱い」担当者が、ということである。

　わかりやすくいえば、チームスポーツの球技で相手方に弱点を見つければ「あそこにボールを集中させよう」ということである。組織であれば、いくら社長や経理部長、営業取締役、監査役が完璧に審査をクリアしてもIPO担当者が数字に弱ければ逆に徹底的にそこを突かれるのである。なぜなら他の人達に質問をしたところで「ボロ」は出ないからである。

　ある程度までは周囲がカバーできるが、それをやり過ぎると、今度は審査側から「その人に聞いているのでカバーしないでください」と指摘されることがある。

　そのIPO担当者が自身で勉強し、その高いハードルを超えることができ

た会社だけがIPOをクリアできると言っても過言ではないのである。実際に私が勤めていた会社がIPOをクリアした時も、経理未経験の上司は本当に必死で愚直に勉強をされていた。勉強せずしてクリアできる甘いものではないのである。そのため経営者の方々は、IPO担当者を「誰」にするかは、人間性、実務経験を十分に吟味して選定する必要があり、場合によってはIPO準備の途中でも思い切った判断も必要になるであろう。**黒字で急成長をしていてもIPOのハードルが超えられない会社が数多くあるのは、このようにバックヤードが盤石でない、頭数は揃っているが手を動かせる即戦力の泥臭い社員がいないことがあるためといっても過言ではない。**IPOの経験値は正直なところあまり関係がない。なぜなら、IPOを何度も経験している社員などそもそも数えるほどしかいなく、ほとんどが未経験者のまま行うからである。それよりも、**どんなにプライドが傷つけられることを言われても、平然と「愚直」な姿勢を何年も貫ける社員が最も担当者にはふさわしいのである。**

　また、私自身、自分の会社員時代から今の時代で大きく変化していると感じることの一つは、「手ぶら」で経理を教えてもらおうとする社員が急増しているということである。

　以前は、仕事のレベルが自分が想定しているよりもあまりにも高いと感じた場合は、恥をかかないようにこっそり自分で本を買って勉強をしたものだが、今は「さあ、どうぞ私に教えてください！」とニコニコしてペンと紙を持ってスタンバイしているのである。そしてその顔には一点の悪意もない。

　悪意があれば「経理を馬鹿にするな」と言えるのであるが、満面の笑みなのである。だからこちらも満面の笑みで教えるよりほかないのである。これが近年の非常に大きな変化であり、課題であると感じる。なぜなら、そのような関係性にある場合、もしその担当者自身にトラブルやミスがあると「教え方が悪い」「そのようなことは教わっていない（から自分の責任ではない）」と逆ギレするという現象が起きるからである。

　これはいわば、受験生が家庭教師を雇って模試の成績が悪かった時、家庭教師に向かって「お前の教え方が悪いから、点数が悪くて恥をかいた

じゃないか」と言っているのと何一つ変わらない。家庭教師に言わせれば、「他の受験生は同じ教え方をしても成績が良くなるか、たとえ悪くても自分の責任だと言うのに、そもそも君は自発的に勉強をしているのか」ということである。このような考え方のいる社員の多い会社では、IPOの達成は難しい。

そして、このような心理状態になる理由、それは家庭教師と受験生の例にわかるように、本人の「実力不足から起こる心理的不安」に起因する。

IPOを目指される経営者の方々は、社員教育として、こうした仕事に取り組む「姿勢」についても社員に指導、言及することが成功への重要なポイントの一つであることを留意いただきたい。

■ 解決方法

まずその会社ではバックヤードの社員全員に簿記3級の資格取得を目標に立てた。

IPOの審査に関しては、経理だけでなく、他部門に関しても質問事項が多岐に渡る。総務人事、広報・IRなどもある程度数字や月次、年次といった「期間の区切り」についてなども理解しておかないと、経理担当者がそれらについて全て資料を再精査しなければいけないこともある。そのため、「何を求められているか」という感覚を養うため、また、広報、IRに関しては、上場後の一般向けへの数字報告の担当者の一部を担うことから、今の段階から「記者や一般投資家に何を質問、問い合わせをされたのか」を理解するためにも最低限の簿記の基礎知識の理解は必須である。

一方で、より経理に近い担当者である経営企画、IPO担当部署などにおいてはさらに踏み込み、業務上これまで会計ソフトに触れたことがない社員、また大企業経験者で仕訳自体を入力したことがない社員においては、順番に全員、1カ月ずつ、経理担当者と一緒に仕訳入力やチェック作業などの実務業務を行った。

これは、まず**仕訳の入力作業、月次の精査作業にどれくらいの時間を要しているか、というのを実際に肌感覚に叩き込むため**である。経営企画やIPO担当は、経理と社長、あるいは経理と外部審査担当などの板挟みにな

る部署である。そのため、社長や外部から求められる数字や資料を作るには、自分自身の作業時間に加え、経理部からも必要なデータを抽出してもらう必要があるため、その作業には、どれくらいの作業時間と作業量が必要なのか、ということを自らが理解していないと、社長や外部機関などと「時間の折衝」ができないのである。経理データを自由に操れる担当者であれば、物怖じすることなく、「明日の10時は無理ですけど、17時なら間に合いますけどいかがでしょうか」と、折衝ができるが、そうでない場合、相手に押し切られてしまい、経理でも「それは物理的に無理です」と、対応しきれず、結果的にその担当者本人の調整不足、失態、となってしまう。そうならないためにも、担当者自身が、経理そのものをまず肌感覚で身に着ける必要はIPOを目指す限りは必要である。その際に、手ぶらで「さあ私に教えてください」というのが許されるか否かというのは前述の通りである。

　そしてもう一つの理由としては、会計ソフトそのものの扱いに「慣れる」ということである。入力作業自体は、内部統制の観点から、誰もが入力してよいという管理体制は危険であるので、権限を設定することによって限られた人員しか入力できないようにどの会社でもしていると思うが、会計データからさまざまな資料を抽出する作業に関しては、なるべく各担当者に権限を与えて、「自分のことは自分で」できるように覚えてもらったほうが作業スピードも上がり、効率的である。「伝書鳩」的に、数字の資料であれば何でも経理部に、という形ではなく、自分の資料を自分で抽出するためには、まず会計ソフトそのものに「慣れる」ことが必要である。実力不足の社員は「この程度の作業は自分のやることではないので」と表面上強気で言うのであるが、本心は「自分が操作してデータがおかしくなったら怖い」のである。そのような人達にも配慮をして、「研修の一環として皆がやる」という環境にして、消極的な社員にも機械を触ってもらう機会を作り、慣れてもらうことが必要なのである。

■ 結 果 と そ の 効 果

　このようなことを実践したことによって、まず経理部門自体の作業負担

が減った。そして監査法人、証券会社、取引所などからの問い合わせに関して「数字であれば何でも経理に」と丸投げされていたのが、IPO担当者自身が、その場で答えることができたり、各担当者がそれぞれ自分で資料を抽出できたりするようになり、経理の負担が減った。また、外部機関からの評価も上がり、IPO担当者自身のストレスもなくなった。副次的効果として、予算策定なども各部門の担当者自身が経理部や経営企画部に頼らず経理知識を有した上で作成できるようになり、作成スピードや予算実績差異の精度も向上した。また、社長からの質問や課題などにも、バックヤード部門全体が迅速に回答できるようになり、経営判断のスピードや社長自体のストレスも軽減された。

MEMO

　「戦略」という言葉を聞くと、何か仰々しいもの、大掛かりなものを想像してしまうが、私なりに解釈をすれば「知恵」ということではないかと思う。たとえば同じことでも、「どのような順番で行うか」によって結果は大きく変わってくる。カードゲームや団体戦のスポーツでも、手持ちのカードやメンバーは同じでも、どのカードから切るか、誰を最後に残すか。それも当然ながら「戦略」と呼ぶであろう。だから読後に「なんだこんなこと」と思う人もいるかもしれないが、些細な知恵でも天と地ほどの結果の「差」が出ることがあるのである。コロンブスの卵と同じで、「こんなこと」でも、**結果が出せるアイデアを最初に発想できるかどうか**が大切なのである。

　初めはこれをそのまま、あるいは類似した形で実践していただいてもよいが、その次のステップとして「これと同じようなことがうちの会社で何ができるだろうか」と考え、そしてそれを社内で提案し、決裁承認を得、実践し、結果を出す。そこまでやり抜いて「この本の事例より、自分の考えたことのほうが効果がありましたよ」と言っていただければ、本望である。

E社（年商400億円、サービス業）事例

会社概要

　E社は、リーディングカンパニーとして、多様なサービススタイルを創出・実現できる企業を目指している。近年は、創業以来のビジネスモデルを海外にも展開すべく、アジア・太平洋地域を中心に拠点を増やしてきた（海外拠点10か所、海外含む従業員2,000名）。また、国内市場でも、新たなサービスモデルの取り込みを狙って、アライアンスの推進に注力してきた。

　一方で、生活スタイルの変化による需要の変動は激しく、ニーズにマッチしたサービス商品、販売スタイルの開発・スピードUPには業界各社は苦心しており、E社も数年前の一時期にはその波に乗り遅れた時期もあった。

　その時期を契機に、強力なリーダーのトップダウンによる経営スタイルによって業績を伸ばしてきた歴史のもと、そのアイデンティティーを残しつつ、あらたな管理スタイルを目指した。「すべてはお客様のために」をモットーに、社内改革に取り組み、販売拠点の再編、販売支援システムの自主開発、人財の活用にメスを入れてきた。

　経理部門も、その方向役割を「戦略機能」に大きくシフトする動きをとった。チェック、集計などの「計算屋」から脱却すべく、経理財務業務の再編・見直しを実行した。

　そのポイントは以下のとおりであった。

1　戦略機能と支援機能に区分した業務分担の再編
2　予算立案ステップでの下位組織の参画推進
3　外部人材の登用と、既存人材の再教育・再配置
4　新たな経理システムの採用

第 4 章 戦略経理の実践事例

━ 課 題

　戦略経理への再編シフトをして、数年を経た現時点において、経理部門の戦略思考は向上してきたが、あえて「課題」を抽出してみると以下のようなポイントが挙げられる。

❶「戦略機能と支援機能に区分した業務分担の再編」での課題

「支援機能」は、効率コスト追求を重視し、アウトソーシングや派遣社員の採用をはかることで効率化を目指すスキームは、一般的なものであろう。Ｅ社もこのスキームをとって、「支援機能」の効率化を進める一方、「戦略機能」には経験が少ないものの将来性ある若手を配置した。

　その後、時間がたつにつれて、社員の意識のなかに、「戦略」は上位で、「支援」は下位という上下関係の意識が生まれ、モラルの偏重が仕事の連携に影を落とす懸念が出てきた。そこで、経理「チーム」による一体感ある業務への取り組みが弱体化することを避けることに努めた。

「戦略機能」では、先進性や革新性を意識するあまり、流行する経営分析手法などをかざして「分析の押しつけ」が横行することがままある。継続した安定的な数値分析ができずに、「過去」の失敗が活かされない等々の懸念も生まれるだろう。「支援機能」では、日々の業務のなかで現場での処理・情報に触れて、その失敗例や改善の芽が見えているのに、それがフィードバックされずに、改善追求の姿勢が欠如してくる。また、日頃のデータの動きからくる微妙な変化が、「戦略機能」で感じられないことは好ましいことではない。毎月の決算作業のトラブルのなかに、改善の宝があるともいわれている。

「戦略機能」は予算中心、「支援機能」は実績中心となり、予実分析が協働作業にならず、分析不足への責任転嫁が起こることを避けていきたい。

❷「予算立案ステップでの下位組織の参画推進」での課題

　予算立案には、「トップダウン型」と「ボトムアップ型」があるが、その双方の利点を活かしたやり方が一般的であろう。いずれの場合も、立案部

157

門当事者の参画意識が重要となる。そのため、「自主立案・自立統制」を
キャッチフレーズに下位組織の参画を進めた。統制のために、当事者がコン
トロールできない数値項目（たとえば、租税公課や通勤費など）は予算項目
から除外した。また、予算項目は数値で表現できて、実績も数値で把握でき
るものに限定した。人事面での目標管理制度の導入と相まって、「目標は自
分で作るもの」との自覚が芽生え、予算統制への参画意識は高まった。

　本来、人事評価・成果評価との一体感ある予算統制が望ましいが、予算
の立案時期や労使交渉もある賞与支給時期の違いなどから、難しいのが一
般的である。

　下位組織の現場では、結果への責任追及を恐れてか、「意欲的」な削減目
標などが出にくくなるのが常であり、**下位組織で立案された予算数値その
ものを「評価」する方法や時間を見いだすことも課題となる。「立案する」
ことが目的になった予算は、執行段階では有効なものにならないケースも
多い。**

❸「外部人材の登用と、既存人材の再教育・再配置」での課題

　経理部門は、専門性ある知識（税法、会計基準など）が活かせる数少ない部
門であり、公認会計士や税理士の資格を持つ経理配属の社員もめずらしく
はない。専門知識のある人材は、そのスキルを活かそうとするのか流動性
も高い。E社も経理の戦略志向とともに、公認会計士の資格を持つ者を数
名採用した。また、社内登用制度を利用して、経理に興味をもつ若手社員
を社内から発掘して配属した。子会社の経理部門の中堅もローテーション
を行い、再配置した。

　これらは、経理部門の専門性を高めることとなったが、組織をマネジメ
ントするスキルをもつ者が少なくなり、部門の運営力が相対的に弱まり、
社内での経理のガバナンス向上に少し影響した。

　このことから、**外部人材の活用には、それを受け入れる組織風土や社内
での受け入れ教育が必要であり、既存人材との間で社内モラルのレベル差
があってはならない。**外部人材によって新鮮なモチベーションが生まれる
ことを大いに期待したいが、その反発から閉鎖的な風土意識を強めること

は避けなければならない。**組織運営を考えるとき、いかに開かれた職場風土を作れるかが大きな課題である。**

❹「新たな経理システムの採用」での課題

効率化を進めるときに、一般的なのがシステムの導入である。しかし、システム導入に失敗して、業務が滞ることも多々あることである。経理業務の場合、会計基準など規範も一般的であり、既成市販の経理システムの採用のほうが自社開発より、コストの面で好ましいかもしれない。営業販売システムの場合は、マーケットの特殊性や商売慣行などの違いから、自社で開発して、モディファイすることも多い。E社も経理業務は既存システムを採用し、販売システムは自社開発した。これらはそれぞれスムーズにリリースされた。また、キャッシュフローなどの財務面では、銀行システムを利用したグループ内のCMSの採用が一般的であり、新たな経理システムの採用とともに、CMSを取り入れた。

販売システムの開発は、予定以上の時間とコストを要した。そして、海外拠点とのデータの統合や整合に課題を残すものの、データの速報性や共有化は大いに進化することはできた。

課題として、子会社、特に海外子会社との経理システムの統合までには到っていない。言語、通貨、サービス慣習の異なる**海外子会社の業務システムまで、日本の業務システムと共有化することは無理があることが多い。データベース化を進めて、情報共有化をまず進めるのが得策だろう。**

社内での生産、開発、販売などのシステム間でのデータの統合や整合に、課題を残すのは常であり、すべてがうまく統合されるのは難しい。そのような背景からERPの概念が生まれてきたのである。商品別、地域別、顧客別など多軸的な切り口からの多くのデータを生かしたシミュレーション機能をどのように創出するのか、先が読める情報分析のシステム化をさらに追求しなければならない。

戦略経理実務ノート

Ⅳ　財務・業務の視点

１ キャッシュフロー

売上高	2,500
原価	2,000
売上総利益	500
人件費	200
経費	100
償却費	100
利息	30
利益	70

	前期末	当期末
現預金	150	70
在庫	250	300
売掛金	200	300
固定資産	300	200
買掛金	200	150
借入金	200	150
資本金	500	500
利益剰余金	0	70

　次に財務として最も重要な資金繰りの話をしたい。

　BSとPLから資金収支計算書を作ることができ、上場企業などでは有価証券報告書で開示している。

　ここでは実際にこれの作り方のコツを習得いただき、いつでも簡単にこれが作れるようになっていただきたい。

　このような**PLと２期分のBSがあれば簡単に資金収支計算書が作れる**ことを確認してみよう。

第 4 章　戦略経理の実践事例

1. 間接法

Ⅰ　営業CF	
当期利益	70
減価償却費	100
売上債権増減	-100
在庫増減	-50
仕入債務増減	-50
営業CF	-30
Ⅱ　投資CF	0
Ⅲ　財務CF	
借入増減	-50
期首現金	150
期末現金	70

2. 直接法

期首現金	150
売掛回収	2,400
仕入支払	2,100
人件費	200
経費	100
利息	30
借入返済	50
期末現金	70

仕入額

250	2,000
X	300

$X = 2,000 + 300 - 250$

$X = 2,050$

仕入支払

200	Y
2,050	150

$Y = 200 + 2,050 - 150$

$Y = 2,100$

間接法と直接法のどちらでも作成できるようにしておくこと。

間接法はキャッシュフロー計算書といわれ、分析目的での使用が中心。公開企業などでは有価証券報告書に記載されている。

直接法は通常、資金繰り表と同じような雛形となる。管理のためにはこちらが重要だ。この例では1年間の数値であるが、月別のBS、PLを作成するとこの直接法のキャッシュフローは月別の資金繰りと同じになる。

直接法での作成ポイントは在庫増減から仕入額を逆算することと、その仕入額と買掛金の増減から支払額を逆算することである。

作成された決算書からこれらを作成することが実務上役に立つことが多い。

経営者にもなぜ資金が増減したかを説明することが重要である。

----

❷会社のお金はどこに消えた?

よく「会社のお金はどこに消えた」などと言われるが利益が出てい

161

るのにお金が増えないことがある。反対にお金が増えていないので儲かっていないと思っていたところ決算をしたら大きな利益で税金が払えないなどという話もある。そこでここでは資金繰りと利益について説明をする。

■A社の損益計算書（万円）

売上高	3,000
売上原価	2,000
経費	600
利益	400

■A社の貸借対照表（万円）

	前期末	当期末	
現預金	800	500	
売掛金	500	800	☆300万円増加
在庫	200	400	☆200万円増加
買掛金	400	200	☆200万円減少
資本金	100	100	
剰余金	1,000	1,400	

「利益はどこに消えた？」

●A社は売上高から仕入原価を引いて1,000万円の粗利がある。ここから経費600万円を引いても400万円の利益を計上することができる。

●ところが現金預金は前期末に比べ300万円減っている。社長は納得できないが、この理由を知るには貸借対照表を見れば一目瞭然である。

●売掛金が300万円増え、在庫も200万円増え、買掛金が200万円減っている。もしすべての取引が現金で行われていれば400万円現金が増えるが、このように掛での取引による売上回収代金が売上よりも小さい、在庫を増やしてしまったことなどがお金がなくなった原因である。

売上3,000万円にかかわらず売上代金の回収額は2,700万円だった。このように利益と資金が一致しないため、損益と資金繰りの両方をきっちり把握することが大事である。

絵にすると以下のようになる。濃い網掛けはお金を増やす内容、薄い網掛けはお金が減る内容である。

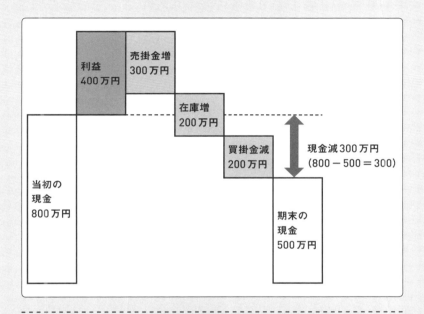

---

3 資金繰りを改善するには？

ここではどうすれば資金繰りが改善できるかを考えてみたい。売上を増やす、原価や経費を減らすことにより利益を増やすことができれば当然資金繰りがよくなる。それ以外にも以下のように売掛金や在庫の金額を圧縮することなども資金繰りの改善につながる。

1. 売掛金の管理

売上を計上しても回収するまではお金にならない。そのため業績がよくなるときなどは売上と利益が増えているのに資金繰りが厳しいという状態がおこりがちである。

売掛金のサイトを短くすると当然資金繰りは改善する。ただし相手のあることなので勝手にサイト短縮はできない。ただし、契約どおり

にお金が払われたかどうかの確認を行い、遅延している場合にフォローすることはとても重要である。細かいことだが、**遅延している売掛金がいくつか重なると全体として資金繰りが悪化する可能性もあるので業務の基本動作として回収管理を強化することは資金繰り改善の一つとなる。**

2. 在庫の圧縮

　営業強化のために在庫品目を増やすことや、在庫量を増やすことがある。また海外からの輸入を船で行なう場合に1コンテナでの購入にすると大幅に物流費が下がることがある。その場合は在庫が大きく増加するので資金繰りが逼迫することがある。コストと資金のバランスとなるが、特に新商品の購入でまだ売ったことのないものなどは最初のほうは飛行機での小ロットの購入が資金繰り上はベターである。輸送費が高くなっても在庫が売れ残るという経営リスクも大幅に軽減できる。在庫は回転が重要といわれるのはそのためである。

　また当たり前だが発注頻度を増やすことが在庫金額の削減につながる。実際にあった話であるが、月に一度だけ発注する社長さんがおり、それを2週間に1回にしてもらい、その後毎週にしてもらうことにより大幅な在庫削減につながったことがある。**仕事のやり方を見直しすることも資金繰り改善につながる例である。**

- -

４ グループ資金管理

　経営資源のうち、「かね」は分散させているより集中させることである。

　資金管理を親会社、子会社で別々に行っていたときに、資金集中した場合は以下のようになり、借入金を削減できる。

親会社BS		子会社BS		連結合計BS		連結　返済後BS	
預金100			借入金20	預金100	借入金20	預金80	借入金0

事業責任の明確化などを狙って、事業分野ごとに子会社をつくり連結経営（グループ経営）を進める会社も多い。グループ経営には、管理事務コストがかかる、意思決定に時間がかかる、などのデメリットも多いが、得られるメリットはそれ以上である。

子会社それぞれで、独立して資金調達や資金運用を行うケースもあるが、ほとんどは資金をグループで集中させるグループ資金管理を行っている。グループ全体として、上図のように外部借入金を減らすことができる効果がある。

① 資金調達は親会社のみで行う
② 子会社の余剰資金は親会社に吸い上げる
③ 子会社の資金不足には親会社が貸し付ける

資金集中のために行う資金振替送金のタイミングはさまざまで、月1回のグループ会社もあれば、毎日行うグループ会社もある。頻度が多い場合は、銀行のもつCMS（Cash Management System）を利用して行うのが一般的である。

グループ資金管理のためには、グループ内の経理財務部門を掌握して、「財務ポリシー」のような基本規程を作り、親会社の子会社に対するガバナンス（統治力）を強めなければならない。

親会社が子会社に資金供給する場合には、貸付金利設定や資金移動の銀行手数料の負担などで、子会社にもコスト削減のメリットを与えねばならないだろう。

- -

5 資金調達

経営者にとって、事業が低迷しているときの資金不足は深刻な問題となる。日頃から調達の知識には関心を払ってほしい。

資金調達には、以下の三つに区分できる。

① アセットファイナンス（内部調達：自社の資産を活用する方法）
② デッドファイナンス（外部調達：負債を増やす方法）
③ エクイティファイナンス（外部調達：資本を流入させる方法）

① アセットファイナンス

　内部調達の範疇であり、自社あるいはグループの持つ資産を利用して資金を捻出するものである。在庫削減や遊休資産の処分などで資金化を図る。グループ内のプーリングやローンも広義のアセットファイナンスといえる。

　保有する資産の活用であり、元本返済や金利コストは生じない。まずは、目指すべき調達方法である。

② デッドファイナンス

　外部調達の範疇であり、銀行借入金に代表される。借入のスキームもさまざまで、「信用力」の強弱によって、返済能力や金利支払能力を判断され、貸し付ける側の論理が強く出てくる。社債発行もデッドファイナンスである。

③ エクイティファイナンス

　外部調達の範疇となる。金融市場から直接調達するもので、新株発行による株主割当増資、公募増資、第三者割当増資の三つがある。株式による調達は出資であり、利払いや返済の義務はない。代わって「配当」「株価」という形で還元していくことになるが、株主が期待する期待収益率（株主資本コスト）以上が求められることになる。元本の返済がないかわり、銀行借入れなどより高い期待収益率であり、株式市場や経済情況によってその水準は変動する。新株予約権付社債というデッドとエクイティを組み合わせたものもある。

　外部調達のスキームにはさまざまなものがあるが、長所短所がある。デッドファイナンスがいいのか、エクイティファイナンスがいいのか、そのバランス比率がどの程度がいいのか。これらの理論が、「最適資本構成論」といわれるものである。まずはデッドファイナンスつまり負債を増やしていくのが一般的である。そのためにも、**日頃から銀行との良好な意思疎通をしておかなければならない。**

⑥ 為替管理

事業の拡大には、海外市場への進出が必須であろう。進出に伴って、外国企業との外貨による取引がおのずと生じてくる。そうすると「為替管理」が課題となり、社内における担当者にも、専門的な為替知識や会計処理知識が必要になってくる。

適切なリスク管理を行うための「デリバティブ取引管理規程」「為替リスクヘッジ管理基準」など文書規定を内部統制の視点からも作成しておくことである。

為替だけでなく金融商品には、(1) 為替変動リスク、(2) 金利変動リスク、(3) 価格変動リスクが考えられるが、このリスクを回避（ヘッジ）するために、デリバティブを利用することになる。

デリバティブ取引の代表的なものには以下の三つがある。

① 先物取引

現時点で将来の売買価格を約束する取引で、為替予約が代表的なもの

② オプション取引

現時点で将来の「買う権利」「売る権利」を売買する取引で、金利オプション、株価オプションが代表的なもの

③ スワップ取引

一定の期間で金利や通貨など異なるデリバティブを交換する取引

デリバティブ取引では、わずかな資金で多額の利益を得ようする投機目的に利用されることもあるが、健全な事業運営には投機目的の取引は避けるべきで、大きな損失になる場合も多々ある。

為替変動リスクに対するヘッジ策として、最もポピュラーなものは、「先物為替予約」である。銀行との外貨決済をする為替レートを将来の一定期日、期間を決めて現時点で予約決定しておく売買契約で、一度予約すればキャンセルできず、期日での予約実行が義務づけられ

る。このことにより、契約時点で採算やコストが確定する。将来の為替差損の回避やキャッシュフロー確定などが得られるが、将来の為替差益は放棄することになる。

　為替予約は取引銀行に依頼することになり、売買契約をして為替予約スリップ（Exchange Contract Slip）を取り交わす。予約に関わるコストは、通貨間の金利差と銀行マージンである。金利差は自動的に決まるが、銀行マージンは1ドルにつき数十銭などと事前に取り決めを行う。

　デリバティブ取引は期末に時価で評価し、評価差額を損益に計上することが、原則であるが、ヘッジ会計を採用することで、損益を繰り延べすることができる。複雑なヘッジ取引のスキームが多種多様にあり、ヘッジ会計も非常に複雑なものとなっている。ヘッジ会計の採用は任意であるが、採用する場合には対応できる人員が求められる。

　為替予約などデリバティブ取引は、限られた者が電話一本で多額の取引ができるので、内部統制がきく体制のあることが前提で、一人の者にしかわからない状況にくれぐれもならないように気を付けたい。取引の統括責任者、実行部門、権限、報告義務などを明確に決めておき、高度な決裁基準による運営をすべきである。

第 **5** 章

これからの戦略経理の
「働き方」と「ステップアップ」

「自分の働き方」を職場状況に応じて戦略的にシフトする

■ どの環境でも活躍できる経理パーソンになるには何を日頃から心がけるべきか

　私が独立した理由の一つに、「**経理を誰がやるかによって、会社の数字は大きく変わる**はずだ」という思いが断ち切れず、それをいろいろな人や会社に伝えたかったからである。そして、自分がこれだけ会社にとって経理という仕事が重要だと認識しているにもかかわらず、なぜ一般的には評価対象からは外されがちなのかということも、自らいろいろな会社や経理社員達と出会い、リサーチしたかったからである。

　その結果、経理社員の中でも評価される人とそうでない人の違いが明確にわかるようになってきた。

　まず、経理社員自らが「どうせ経理なんて」「事務は現場より二枚落ちの仕事」と自虐的になっている場合は評価をされることはない。それは「謙虚」ではなく「卑屈」であり、仕事ぶりにその卑屈さが表れてしまうからである。実際は経理も掘り下げればポテンシャルのある仕事なのだが、表層部分だけをつついた仕事ぶりではその深さはわからない。

　そして、**評価で最も差がつくのは「どれだけ順応性があるか」という点**である。

　過去、私が優秀だなと思った経理社員は、派遣社員の中にいることが多かった。それは、やはり多くの「違う」環境や企業で「経験」を積んでいるということが大きい。既に述べているように、「100社あれば100通りの経理の方法がある」のだが、それがわからないバックヤードの社員もいる。派遣社員は多くの異なる職場で経験を多く積んでいるので、行く先々の会社で「今自分が周囲に何を求められているか」ということを最優先に考え、行動するということが無意識にできている人も多い。マネジメントする側としてはとても「ありがたい」存在なのである。一方、転職経験のない、あるいは少ない正社員には「経理は一つのやり方しかない」と思っている

人もいる。打合せでも、そのような人は「前職ではこうだったのですが」と言うのに対し、派遣社員の中には「御社としてこうすべきでは」という言い方をする人がいる。派遣社員という「立場」からそう言わざるを得ない部分もあろうが、むしろそうした弱い立場がその人自身のキャリアを強くし、「どの会社でも働ける、順応できる、提案できる」人間に成長させていることに気付かされるのである。

その証拠に、私が「優秀だな」と思った人は全員、自ら会社を選択して働いていた。会社が引き留めても、「将来やりたいことがある」などと言われ、「振られてしまう」のである。私のような本当の「独立」は、環境が整わないと難しいかもしれないが、こうした派遣社員のように自分で会社を「選択できる」レベルのビジネスパーソンにはなりたいものである。そうすれば、もし今の会社で不合理、不条理なことがあっても、すぐ次のステップに踏み出せる。

そのためには、**会社が突発的にさまざまな条件提示、環境提示をしてきた時でも、「わかりました」「大丈夫です」と、その期待に過不足なく応えられる能力が必要になる。**では、そのためにはどうしたらいいか。一社にとどまっている、あるいは転職経験の少ない一般の会社員はそこまで多くのバリエーションを「経験」できない。そんな中で順応性を鍛えることはできるのだろうか。

そこで、本章では、私の経験をベースに、代表的な会社の状況別に応じて、どのようにすれば経理の知識を活かして「戦略的に」自分の評価を高め、会社にも貢献できるのかということを述べていきたい。人間は自分で経験できなくても他人の経験で学べる動物である。経理「マシーン」ではなく、経理「パーソン」であり続けるために、ぜひ参考にしていただきたい。

━━ 会社の経理は「何人」が適性なのか

クライアント先で「うちの会社で適正な経理の社員は何人くらいですか」「うちの会社は経理が多すぎますか」という質問を受けることがある。一概に何人、というのは難しいが、どの程度の人数が適正かは、業種以外に以

下のような条件を勘案する必要がある。

- どれくらいの速さで数字を出す必要があるのか
- どれくらい人件費の予算をかけられるのか
- どれくらい経理に限らず会社全体のシステムや備品が揃っているのか
- どれくらい経理が現場の事務作業を負担しているのか

　果たして、経営者はこのことにすべて即答できるのだろうか。

　多くの業務フローが自動化され、現場担当者が入力した売上・仕入・経費などのデータをそのまま連動させて仕訳を起こすことができる会社であれば、経理で計上するデータも月次決算や年次決算に関する特殊な伝票のみになり、人数も絞れることだろう。一方、すべてアナログで、紙の申請書を社内回覧し、経理部がそれを一から会計ソフトに入力していく会社であれば、処理量が多いため、多少の人員が必要になる。さらには営業社員や経営者などの経費精算のための領収書さえ経理に整理、処理させている会社であれば、さらに人員を要する。

　つまり、社員、役員が「自分のことはすべて自分がやる」という「自立」「自律」できている組織であればあるほど、経理社員の人員は少なくて済むのだ。

　しかし、興味深いことに、**各自が自立、自律できている会社ほど「経理はある程度の人員は確保して盤石な体制でなければいけないのでは…」と言い、自分がやるべきことさえ経理社員にさせているような会社ほど「経理は一人で十分ですよね」と言う**のである。これは経理に対する危機管理の理解度の差によるものであろう。この点は注意すべきである。

　また、会計システムやワークフロー、管理会計などのソフトのために、どれくらいのお金をかけられるのか。このような経営方針をまず決めないと、社長が満足、納得する理想の全体像さえ描くことができない。コストはかかってもいいから、なるべくシステム化してバックヤードの人員は最小限にしたいのか、それとも、コストはそれほどかけられないから、最小限のシステムでしかるべき経理社員の人数で管理をしてほしいのかという

ことである。

そして、経理社員は「経理だけ」をやってくれればいいのか、それとも経理以外のことにも気を配ったり手伝ったりしてほしいのかということもポイントである。実際のところ、**同じ経理社員でも、総務人事など、他の職種の仕事もできる経理と、経理経験しかない経理とがいる。**その点に関して、多くの企業では年俸などにその差は反映されていない。つまりそのことに対して経営者が無関心であり、この差がどれだけ大きいかという認識も希薄なのである。

「事務職は誰でもできるから、他の職種よりそれほど重要でない」と誤解している人も多いのだが、実際はその逆である。

技術職であれば、「その人しか持ち得ていない技術」というものがある。すると、その人の給与額がいくら高くても、仮に言動に若干難があったとしても、現場サイドから「この人がいなければ製品が作れません」となれば、希望金額で採用せざるを得ないし、その人のやり方にも多少は合わせなければいけない。だから金額面、効率面で節約、効率化ということは難しい範疇に入る。

しかし、**経理のような仕事は、同じ給与額でも、「気が利いて、人の何倍も早く正確にでき、他の職種経験もある人」と、「経理経験しかない人」とでは、費用対効果が何倍にも変わる。**たとえば経理の前任者が退職をして、その人が深夜残業までしていた作業が、新しく入社した人に任せた途端、午前中で終わってしまい、それ以外の人の作業も引き継ぎ、結局前任者の2、3人分の仕事をできてしまったというようなことが当たり前のようにあるのが経理の世界である。ましてや総務人事や秘書、営業も少ししていましたとなれば、社長や社員達にとっても業務以外に相談相手役にもなり、百人力である。

多くの会社では、こうしたことを考えることなく「経理は集計して、資料を作るくらいのものだから、そんなに多くの人数はいらないのではないか」と漠然と考えている。だから「余分な経理社員が多くいるような…」という心理状況が生まれるのである。

もし社長から「適正な経理社員の人数を知りたい」と聞かれた場合、私

173

はまず、前述の質問に対する答えをお持ちかどうか確認し、そしてその現状を変更する気持ち（もっと予算を取ってもいい、電子化、機械化のための予算を取ってもいい、など）があるのかないのか、ということを確認する。それで初めて「その会社の現状いなければならない経理社員の人数」と、「絞り込む目標人数」というのを決めていくのである。

■ 現代のトレンドは「少数精鋭」で「使える」人

これまで経営者に「どのような経理体制が理想か」と伺うと、「現場からの目線もあるので、なるべく少人数で回せるに越したことはない」という答えが返ってくる。一方、経理部内の人たちに「どのような経理社員が仲間だと理想的か」と尋ねると、「使える人（最初からすべてできる人、指示を素直に聞いてくれる人、などの意味）」と返ってくる。

これらを総合すると「少数精鋭」という言葉に着地するのが適切ではないだろうか。

読者の経理社員の皆さんは「私は少数精鋭メンバーの一人です」と自信を持って言えるだろうか。それを今、経理社員は問われているのである。

一般的な年功序列、終身雇用型の会社であれば、経理部も年次ごとにスキルアップすることができたが、現代はそこまでの余裕がある会社のほうが少ない。社内のスキル不足を即戦力の中途採用で賄うことも増えてきている。そのような場合、**経理社員達の新しい仲間への理想は、**前述のように**かなりハードルが高くなってきている。**

「使える人」という日本語の言い方がいつから使い始められたのかは定かではないが、特に頻度が高まってきたのは、企業の中途採用が増えてきてからのような気がする。年功序列型の企業であれば、新入社員は「できなくて当然、使えなくて当然」だ。「中途採用された人、一人で何でもできますって面接で言っていたと聞いたけれど、全然できないじゃん」「使えないですよねぇ…」という場面、あるいは「今度の中途採用の人、どう？」「すごいですよ。1週間でほぼ全部仕事覚えてしまって、むしろ指導係の社員よりも使える子です」というような会話で「使える」という言葉が出てくるのである。

こうした「使える人」の条件を見ると、確かに仕事の能力も一つのポイントであるが、もう一つはコミュニケーション能力や順応性、観察力といったような、「知識以外の部分」の要素が大きい。仮にその日に知識はなくても、次の日までに自分で調べたり専門家に聞いたりして知識を習得し、求められているものに順応できるかどうか。周囲が自分に何を求めているかを素早く嗅ぎ取り、自覚して、その期待に添った動きができる人、そのような人が「使える人」ということなのだろう。

経理社員も、現場や社長から「今度の経理社員使えるねえ」と言われるようにすればしめたものである。「私はモノではありません」と生真面目に憤慨せず、「負けて勝つ」という戦略で相手の懐に入りながら実績を積み上げていくことも重要である。少数精鋭というのは、経理能力はもちろんのこと、周囲から「使える人→信頼できる人」という条件が加わった人材ということではないだろうか。だから経理能力を高めるだけでなく、他の能力も高めるということも頭に入れておくべきである。

将来はAIソフトなどが人間を人事評価するかもしれないが、現在はまだ人間が行っている。このため、上司の立場としては、コミュニケーションの部分で極端なマイナスがあると不安になる。だから自分の関心のない部分も「平均点」までは持ってきておく必要がある。そうすれば、あなたの卓越した能力だけに目がいき、評価され、意見も聞いてもらえるポジションに登用されるに違いない。

■ 究極の理想は「ワンオペレーション」ではなく「ツーオペレーション」

以前読んだ記事で、さまざまなパソコンやクラウドのソフト・機能などを使って数十人規模の会社の事務を一人でこなしているというものが載っていた。実際のところ、ワンオペレーションで数十人規模の事務の仕事がまわるかというと、多くの会社の場合、1年以内に事務員さんはストレスで突然退職してしまい、誰も事務作業の内容を引き継ぎも把握もできておらず社内が混乱する、という確率もかなり高いのではないかと思う。

しかし、仮にそのようにワンオペレーションが物理上できたとしても、私はバックヤード、特に経理のワンオペレーションは、「不正」という観点

からはハイリスクだと考える。

　私がもしその会社の社員だとしたら、まず「ワンオペレーション」という言葉を聞いただけで「不正がやり放題な環境になる恐れがある」と思う。自分の作業処理をチェックする人がいない、ということは、普段はモラルがある人であっても条件が整えば「危うい」気持ちになるのである。

　仮に経理作業を含んだ事務の仕事を一人でやっていたとする。まずその経理事務員自体が不正をできてしまう環境になる。不正をするつもりは当初なかったとしても、現場から預かった現金の入金をうっかり忘れてしまい、そのまま帳簿を確定させ、決算や申告も終えてしまったという後に気付き、名乗り出る勇気もなく、現金をそのまま自宅に持ち帰ってしまった、というようなケースもある。**職場の不正の多くが、その当事者の置かれた環境がシングルチェックの状態だった**ということを考えると、ワンオペレーションという仕組みは不正を生みやすい環境をわざわざ作っているのと同じだということである。「誰かがチェックしてくれる」「仕事のミスをした時、すぐ相談ができる」「トラブル対応を一緒にしてくれる」「一緒に上司や社長に謝ってくれる人がいる」ということは、実は非常に重要なことなのである。

　また、現場社員から見て、会社が事務員一人のワンオペレーションの管理状態だったらどうだろう。「あの事務員さえクリアできれば、私的な領収書をじゃんじゃん経費精算で出してしまってもバレない」「あの事務員、この間経理処理のことを聞いたら機械に任せているから細かいことはよくわからないと言っていたからチョロい」となる危険性はないだろうか。

　私も現場部門出身の友人が数多くいるが、「お前（筆者）みたいな奴が経理にいたら、本当に面倒臭そうだな」と言われる。現場社員は「人」を見る仕事が多いので、人を見て品定めをしていることも多い。すぐ不正を見つけられてしまいそうな体制のところには、わざわざ不正の資料など持ち込まない。「チョロいな」というところに不正の資料は持ち込まれるのである。

　経費削減、生産性、効率化という観点からすると、ワンオペレーションという発想は悪くはないと思うが、「不正防止」という観点からは、ワンオ

ペレーションはできる限り避けるべきである。月に25万円の事務員の給与を渋ったばかりに、毎月40万円相当の不正の領収書や請求書によって会社から資金が流出していったら、本末転倒だ。

また、一般事務員の立場からこのワンオペレーションを見ると、「結局はこの会社は、事務という仕事を、こんな仕事くらい一人で回せないのか、と馬鹿にしているのだろう」という違う角度からの意見が出てくる。また「私はずっと夏休みもとれないし、病気になっても休めないですよね。一人だから」という意見もあるだろう。

生産性、効率化というのは、単純にコストを減らせばそれでいい、ということではない。社員のモチベーションを上げて自発的に取り組んでもらうことも、効率化、生産性のアップの一つの方法なのだ。

こうした問題を全て解決するのが「ツーオペレーション」である。つまり組織において究極の効率的な事務員の人数の目標を「二人」にすれば、こうしたコミュニケーション齟齬は起こらずに済むのである。二人いれば（二人が結託してしまったらまた別の話だが）、当事者が不正をする確率は格段に下がるし、ミスを隠すための不正も、ダブルチェック体制によって確率は激減する。また現場社員から見ても、ダブルチェックを目の前にして不正をするというのは勇気がいるので、そのような不正をしようという動機も減る。また、事務員自体の心理も、二人体制で、二人ともお互いの仕事を把握していれば、交代で休暇をとることもでき、一人が病欠の時も急遽代役で対応もできるため、万が一の時でも事務のオペレーションが止まってしまうこともない。また、一人が急遽退職することになっても、もう一人が作業の内容を把握していれば、引継ぎや新しい人員の採用も余裕を持ってできる。何より、私自身が経理を長年実務でやってきて一番実感するのは、シングルチェックより、互いの仕事をダブルチェックするほうが、作業時間は半分か3分の1くらい短くなるということである。作業する人間が自分一人しかいない場合は、私も正式な書面などは作業の途中でも3回も4回も見直しをするが、もしもう一人いれば、一旦最後までノーチェックで作業をしてしまい、自分で1回見て問題なければ、もう一人の人にダブルチェックをしてもらって、それで最終チェックにする。つまり、

チェック作業の時間2，3回分をまるまる省略することができる。

「ダブルチェック」というのは、作業時間の短縮には必須の条件である。こうしたツーオペレーションのさまざまなメリットと、ワンオペレーションとを比較すれば、当然ツーオペレーションのほうが良いと、私は確信をもって結論付けることができる。

■ 起業直後の会社での働き方

もしあなたが友人・知人に「これから起業するのだけど、バックオフィスのことがわからないから手伝ってくれない？」と誘われたらどう思うだろうか。

「すぐ失敗して潰れたら、生活はどうなるのだろうか」
「今の会社にいても出世するのに何年かかるかわからないから、勝負してみるか」
「自分の今のスキルだけで果たして大丈夫だろうか」

どれも正解である。先のことなど誰にもわからない。だから、後々うまくいかなくなった時に、誘ってきた友人・知人のせいにしないように、自分で慎重に決断をしなければいけない。

仮にその誘いに乗ったとする。もしあなたが一般的な会社の経理経験しかなかったら、あなたが最初に受ける洗礼は「こんなことまで経理の自分がやらなければいけないのか」という感情のコントロールである。

起業直後は全てのことにおいて人手が足りない。だから宅配業者が来たら手の空いた人が対応しなければいけないし、オフィスの引越しであれば全員で手分けして手伝わなければならない。「ちょっと会社を手伝って」と言われただけなのに、こんな話は聞いていない、と思うかもしれないが、誘ったほうは「起業とはこういうものだから、皆で助け合うのは当たり前」と思っている。だからそのようなことまで事細かに口頭で事前に言わないのである。

そうした作業が苦痛、あるいはプライドが許さないのであれば、スター

トアップに参加するのは慎重に検討したうえで結論を出したほうがよいだろう。反対に「まったく問題ない、むしろ面白そう」という人であれば、すんなり他の同僚とも意気投合して新しい職場になじむことができるはずである。そして「宅配業者もこっちのほうが安くて親切だ」「この備品を使ったほうが初期費用はかかるけど1年後は得だよ」など、経理的な知識を今までの帳簿上だけでなく、リアルな会社経営に活かすことができ、存在感を大いに発揮できる。**起業に携わるということで、それまで自分のスキルを限定的に捉えていた価値観が変わる**ことも多い。スタートアップは、「当たり前だと思っていた経理知識でも、差別化できる、皆の役に立てる」と改めて認識できる場でもあるのである。

　もう一つ、起業直後の職場で実感することは**「何をどのように仕事を進めていくかということを、すべて主体的に決めて、自ら行動を起こさなければならない」**ということである。経営者は、経営者にしかできないことや経営者自身が興味のあることに関しては自ら主導して進めるが、自分が指示しなくてもよい事柄に関しては、その業務の担当者に一任することが多い。経営者自身がもともと数字に興味があり、そうしたものにはすべて目を通したい、関わりたいという場合は、一般的な会社の仕事の進め方と変わらない形で、指示がトップダウンの形式で経理にも行われるが、「自分（経営者）は営業や商品開発で忙しいので、数字関係のものはあなたに任せます」という場合は、その瞬間から一社員、一担当者であっても全て自分の頭で考えて、自ら行動しなければならない。極論を言えば、銀行口座をメインバンクは社長が決めるとしても、それ以外はいくつ、どこで作るのがいいのか、会計ソフトはどの会社のものにするのか、税理士はどこと契約するのかなど、そういった手配も含め、まさに「お金まわりのものはすべて」である。

　さらに、起業家の多くは、「数字」が入っている契約書、書類なども、「経理だからある程度知っている」「それらの管理も経理の仕事だ」と思っている人が実際に多い。給与計算などは厳密に言えば経理の作業ではないが、多くの人は、それが総務人事の仕事か、あるいは経理の仕事かなどということを深く考えてはいない。このため、「給料の締め日をどうするか、給与

計算を社内でやったほうがいいのか、外注したほうがいいのか、リサーチして提案してもらえますか」と言われることもある。

　また、具体的な経理業務の内容に関しては、**起業直後は「やらなければいけないこと」よりも「決めなければいけないこと」のほうが多い。**このため、決断力のない人、いつも誰かの後ろに隠れて指示待ちで仕事をしてきた人には、決断する作業自体がとても負担に感じるはずである。具体的なワークフロー作りの例を挙げると、インターネットバンキングを契約したら、誰に振込データ作成の権限を持たせて、誰にデータ送信の承認の権限を持たせるのか。金庫の鍵は誰が管理するのか。金庫にはだいたいいくら位の現金を常備させておくのか。経費精算の頻度は都度なのか週1回なのか月1回なのか。そして現金支払いなのか銀行振込なのか。こういった一般の会社に入れば「当たり前にあった」「特に意味を考えたこともないようなレベル」のルールを、改めて1から考えなければいけないのである。

　仮に、経費精算の頻度を「1ヵ月に1回」と決めるとする。すると後から転職して入社してきた社員から「私の前の会社は2週間に1回だったのですが、なぜこの会社は月1回なのですか」と聞かれたときに、あなたは相手が納得するような答えを言えるだろうか。「自分の前職の会社がそうでしたので」では説明不足、根拠不足である。「今のところ経費精算の量がそれほどありませんし、皆さんの給与も一般水準以上の金額の方が多いので、月末締めで翌月25日の給料日に皆さんに振り込んだほうがお互いにわかりやすいと思って、月1回と提案して了承してもらったのですが、いかがでしょうか」など、質問に対する答えを常に持ち合わせていたほうがよい。もし、「そうはいっても精算までの期間が長いので、仮払いなどはしてもらえないでしょうか」という提案を受けたら、仮払いの制度の是非を社長に相談する、という具合である。

　こうしたやりとりがスタートアップの会社では日常の作業処理と並行して行われる。**「走りながら組織やルールを作っていく」という感覚**である。これを「この会社は何もルールがないから自分のスキルが発揮できない」「社長が何も決めてくれない」と拗ねていると、仕事が余計に負担に感じていくだけである。「良い環境を自ら作り出す機会を得られた」と思えば、「負

担」ではなく「やりがい」に感じるはずである。この **「考え方の切り替え」 が大きなポイント** である。

こうした環境を「勉強になる」「楽しめる」と思える人、つまり「毎日同じ作業を1年中やっているより、毎日変化があったほうが良い」という人には、起業のサポートは向いている。反対に、「毎日同じ作業をして同じ時間に帰れるから事務職を選んでいる」という人は、起業直後はそのような環境にはならないことが多いので、自分の適性をふまえた上で判断したほうがよい。

なお、こうしたルール作りにおいて大切なことは、**「場当たり的に」ルールを決めたり作業をしたりするのではなく、「戦略的に」行うこと** である。

起業直後は組織やルールなど「すべてが固まっていない状態」なので、自分の好きなように決められる反面、一度いびつな形で固まってしまうと、それがずっと継続されてしまう怖さがある。

MEMO

たとえばこのような例がある。ある会社に、経理担当者として、気のいい事務員が入社した。その人は面倒見がよく、社員も「お姉さん、お母さん的存在」として甘え、事務員も社員達を自分の子供のように接していた。それが精神的な面、メンタルケアの部分だけであればよかったのだが、彼女は、本来、社員自らがやらなければいけないような作業（見積書の作成、経費精算の申請など）を親切心でやり出してしまったのである。それがどういうことを最終的に招いたかというと、最初はそれでよかったのが、毎月数人ずつ入社してくるので、皆が「事務員さんにお願いすれば何でもやってくれる」と入社する人に伝言していくので、彼女は定時で帰れなくなり、心労も重なって数ヶ月後に結局退職してしまった。そして新しい事務員が交代で入社した時に、社員達が「前の人はいろいろやってくれた」と言って、当たり前のように経理が本来やるべきでない仕事を押し付けてしまう習慣がついてし

まったのである。当然新しい事務員も「こんな作業があるとは聞いていませんし、これをやるなら量的に定時では帰れないので残業代が発生しますけど大丈夫ですか」となってしまった。

　時間がない中でも、**「今社員が5人だけれど、これが50人や500人になっても、このルールで耐えられるだろうか」ということを常に意識することが大切である。**その前提でもクリアできるルールを決めていけば、数年間はスムーズに社内業務・ルールは変更の必要がなく運用されていく。そうすることで、将来的な作業負担を事前に減らせるのである。そのためには、経営者に対して、仮でもいいので、1年後、2年後、5年後の会社の状況、社員数や事業内容はどうなっているのが理想なのか、ということは定期的にヒアリングすることである。

■ IPO準備企業での働き方

　私自身もIPOの経験者であるが、IPOの経験は経理業務の中でもやりがいがあり、キャリアとしても評価を得られるものである。しかし、別の会社で再度2回目、3回目のIPO業務をやりたいか、といえば、多くの人が答えを保留にするのではないだろうか。IPOは計画立てて行わなければいけない側面がありながら、一方で「水物」である側面も持っている。いくら売上や利益があっても内部統制の部分に問題があるとされ上場承認が下りない場合もあれば、その時々の経済事件、不正事件などの影響で審査が当初の予定より急に厳しくなり承認が通らなかった、ということもある。
　「実力だけでなく、運もある企業だけが上場承認を得られる」という側面もある他に、経理担当者だけでなく、職場全体、監査法人、主幹事証券など、関係者全員の「気概」をどれだけ引き出せるかも重要なポイントである。書類を揃えるだけでも大変な作業だが、書類を揃えたからといってそれでよいというものでもない。「人事を尽くして天命を待つ」という側面もある。だから**IPO業務はノリでおいそれと安請け合いできない種類の仕事**なのである。

そしてIPOのための人材集めにも大変苦労する。一度IPOを経験すると、その大変さやリスクを承知しているので、仮にIPO準備企業で人材を求めていますという募集があっても、「この会社が上場したら応募しようかな」と思う人が多いことだろう。ただでさえ少ないIPO経験者でさえこうなのだから、実際のIPOの準備作業は、全員IPO業務未経験、あるいはIPO責任者以外未経験、というスタッフ構成で進めなければならない環境も多いことだろう。

こうした**IPO準備企業で大切なのは「スケジュール感覚」である**。IPOの審査に向かうまでの過程では、すべてにおいて「期限」が設定されている。月次決算の締め、年次決算の締め、主幹事証券の質問事項など、上場後もその会社が上場基準に耐えられるように、より厳しくチェックが入るのである。その期限がクリアできないと、審査段階にさえ上がれないまま、その時点で「落選」する。「正確性とスピード」を求められるということを肝に銘じておかなければならない。IPO経験者と未経験者を見ていてはっきり区別できる差が、このポイントである。

IPO未経験者の集まりの場合、1枚の計上ミスやその期日が1日遅れることの重大さを意識できない社員がいる。そして「1枚の計上ミス」「1日の遅延」が遠因となり、対応が徐々に遅れが出始め上場審査に落ち、頓挫する。そうなりそうな感覚、怖さを知っている**IPO経験者は、常に期日前行動をする習慣がついている。**そのような感覚がまだ備わっていない社員に、どのように期日前行動の習慣を身に着けさせるか。それがまずIPO担当者の課題である。

また、経理担当者がIPOに関わることになる職場環境として、次の三つが考えられる。

・IPO前提で起業された会社に最初の段階から入社している
・既存の会社が経営方針によりIPOを目指すことになった
・IPO準備中の企業が経理の人材を募集していて採用された

最初のケースの場合はそれほど抵抗感なく業務に臨めることが多い。な

ぜなら経営者も、現場社員たちも上場を目指す前提でいるという認識があるので、それについてあえて啓蒙する必要がないからである。また、会計システムなども、上場に耐えうるシステムが最初から導入されていることが多い。だから経理社員は、ただひたすらに自分が求められたタスクを一生懸命脇目もふらず頑張っていけばいい。

　ところが、2番目、3番目のケースの場合は、そう簡単にいかない場合がある。

　経営方針の転換でIPOを目指すことになり、外部からIPO責任者を採用したとする。そのような場合、まず既存の経理作業を大幅に改善してスピード化を図る必要があることが多い。月次決算も1ヵ月近くかかっているようなところを10日過ぎには締められる状態にまでスピードアップさせる、というような仕事もしなければいけない。また、内部統制上、捺印が必要な書類なども大幅に増える。すると、既存の経理が、「IPOのための追加作業」のボリュームや、作業期限に終わらせるためのスピード感についていけなくなる場合がある。**IPO業務の最大のリスクは「人が辞める」こと**だと私は思う。

　経理などの実務面において、IPO準備のためにやらなければいけない仕事は、簡単なものから高度なものまで無数にあるので、どのようなレベルの社員であっても、一人でも想定していた人員から欠けると、他の社員に大きくしわ寄せが行き、玉突き状態で皆が疲弊し、退職の連鎖が起きる可能性が常にある。そのような事態に陥れば、当然資料作成のスピードが落ち、期限に間に合わなくなる可能性も出てくるのである。

　また、IPOそのものに反対する勢力というのも、多くの職場で見られることである。そうした社員が経理社員をそそのかしてIPO業務を頓挫させようとしたり、ひどい場合には、そもそもIPOのために入社させた経理社員が「こんなにIPOを急ぐ必要がどこにあるのですか」という本末転倒な発言をしたりしてしまうことも、実際に起こるのである。

　このような混沌とした状況の中で、仮にあなたが経理のIPO担当として転職した場合に、業務を円滑に進めるコツは何だろうか。それは、「社内の各部門のキーパーソンを見つける」ということである。

多くの場合、IPOというのは、社員から「IPOをしたい」と声が上がるものではない。このため、経営陣がいかに社員に懇切丁寧にIPOについて説明しているかどうかで、協力体制がまったく違うのだ。

一般社員がIPOについてほとんどアナウンスも説明も受けていない状態で準備を始めるとどうなるだろうか。実務的には、今まで必要のなかった書類や捺印、申請などの事務作業が単純に数倍にも増える。当然「なぜこのような手間をかけてまでIPOをうちの会社はやるのですか」と質問してくる社員がいるだろう。それに対して明確な根拠を示さず、判で押したように「こうしないとIPOできないので」と言い続けていると、IPO自体を理解する以前の段階で、「そのIPOとやらのためにこんなに煩雑なことをする必要があるなら、IPOなんてしなくていい」という声が上がり始めるのである。また、経営陣と一部社員があまり良好な関係でない場合があると「経営陣がただお金持ちになりたいからIPOを目指すだけだ」という噂を流布する社員も現れる。時には「IPO」を都合のいいネタにして、自分の日頃の仕事への不平不満を解消しようという動きが出てくる場合もある。

そのような状態にならない、させないために、まず全体会議などの席で、各部署のキーパーソンが誰かを見定めておくことが重要だ。組織の場合、多くの人の意見は流動的である。だから「声が大きい人」「意見をよく言う人」につい流されてしまう傾向がある。そうした影響力を持っている人が「誰か」ということをまずチェックし、親しくなり、IPOについてどれくらいの見識を持っているかを確認するのである。

そのような場合、多くはあまり理解していないことが多い。役員が詳細に説明しても、わからないことが恥ずかしくて質問できない人もいれば、自分が得をするかしないかということにしか興味がなく、仕組み自体によくわからない、という人もいる。そこで、まずは「IPOとは何か」をキーパーソンたちに説明して理解してもらうということを、**「経営陣に頼らず自分でもやる」**のだ。

会社によっては、現場社員に対して、「君達は何も知らなくてもいい。総務経理が実務をやってくれているうちにIPOができます」という説明をし

ている場合もあるが、それは正しい方法とは言えない。そんなにIPOは甘いものではない。仮にその場しのぎでそのようなことを言っても、結局全社員に負担を強いる作業は発生する。であるならば、最初からきちんと説明する責任があると私は思う。多くの人は、事実をきちんと伝えれば「そういうことなのですね。それは会社の方針だからわかりました。それで、私達はこれから具体的に何をして、何に気を付ければいいのですか」と冷静に受け止めてくれることがほとんどである。それを社内のキーパーソンにまず伝え、「味方」につける。これが、IPOの作業を進める上で最も重要な第一歩である。プロジェクトを円滑に進めるには、社内の必ず51％以上の賛同を得られる状態が確信できてから大胆な改革は実行に移すべきなのだ。

　組織は数の論理がものを言う。私の苦い失敗の経験から申し上げるが、いくら自分の主張や、やっていることが会社の方針に沿って正しいと誰もがわかっていても、私が1で残り9の社員が、「この人のやり方はおかしい」とやり玉に挙げれば、反対勢力の意見が勝ってしまうことがある。9の社員が業務をボイコットするなどの業務リスクを考えると、会社としては9の意見を選ばざるを得ない。中には1を選んでくれる経営陣もいると信じたいが、少なくとも通常は、ドラマのような勧善懲悪の展開を期待はせずに、冷静に自分の置かれた状況を見極める必要がある。

　また、IPOをすれば「皆が金持ちになれる」と誤解をしている社員もいる。それも経営陣による説明不足に起因するものだ。そこで「そうでない場合もある」と事実を説明すると、「失敗したら全部パーってこと？　上場してもお金が入ってこないこともあるの？　だったら何のために何千万、何億もIPOのために使うの？　自分達がとってきた仕事の利益がすべて消えてしまう」というようなことを言われるかもしれない。この場合は、「IPOはあくまでも社内プロジェクトの一つだ」ということを根気よく言い続けることである。

　この点も全社的にIPOに協力をしてもらうために重要なポイントである。IPOの準備を始める際に、「IPOをしたら内部統制が保てる」「認知度が上がる」「信用力が上がる」「人材が確保できる」という夢のような説明

をする会社が多いだろうし、私もIPOの効果を聞かれたらまずこのように答える。しかし、この中には、IPOをしなくてもできるものもある。IPOに関してあまりにも「特別なもの」という過度な意識づけは避け、「これから会社をさらにきちんとしていくため」「皆さんが安心して働ける環境にするため」など、やわらかい表現で都度説明していくほうがよい。あくまでも「プロジェクトの一つです」という意識づけのほうが、「ルーチンの一環」と認識して、粛々と作業に取り組んでくれることが多いのである。

━━ 経営不振の状態にある会社での働き方

経理の仕事を通じて最も憂鬱になる環境の一つは、資金繰りの悪い会社での経理作業である。仕事を終えて帰宅し布団の中に入っても、まるで自分が破産するのではないかというくらい、気になってしまうのである。「万が一手違いで明日A社の入金が入っていなかったらどうしよう」と考え出すと眠れなくなってしまう。もっとつらいのは、経理以外の仲間に、そのことを「言えない」ということである。そのようなことを言ったらすぐ会社全体が不安に包まれてしまう。しかし、本気で心配している自分の傍らで営業社員が軽口を叩いていると、悪態の一つもつきたい気持ちにもなる。

さて、こうした場合に経理社員が何もできないのかといえば、そのようなことはない。では、経理として何が提案できるだろうか。

まず緊急の課題は、**「やめること」を抽出すること**である。

実は、こうした会社には、「本来必要のないものに過剰なお金を使っている」という共通点がある。

まず人件費である。これらの企業は、その会社が最も勢いのあった時に見合う人員数、給与額で高止まりしていることが多い。冷静に考えれば、現状のまま高い給与を払い続けて1年後に資金が底をついて倒産するよりも、全員一律給与を1割〜2割減額してまずは延命させ、その間に打開策を練る、というほうが社員にとっては現実的にはありがたいはずだが、理屈や頭の中でわかっていても、社員が頑張っている様子を見れば、やはり社長自ら提案して実行することは難しいのである。だから「他の誰かが」社長に提案して、社長は「それに対して決断をした」という段取りを組んだ

ほうが、決断や改革は早いのである。

　経理としては、給与を全員1割、あるいは2割減らすと、社会保険料なども含め人件費がどれだけ削減できるかというシミュレーションを立てて提示することである。それを提示することによって、実行する、しないに関わらず、まず現実を受け入れてもらうのだ。「今の自社の売上・利益であれば、本当の適正な給与はこの金額です」ということをはっきり示して、客観的に売上に対する人件費として今の金額がふさわしくないということを認識してもらい、「今、改革をしないとさらに状況が悪化する」ということを身を持って体感してもらう。そのうえで、現状の売上に見合う比率で人件費を下げるか、それとも今の人件費は維持して売上を伸ばすことを目指すのか、どちらにするのかを決めるのである。

　このような状況下においても賞与を出してあげたいという社長もいる。そのような場合は、いきなり0円にすると反響も大きいので、今回だけは一律10万円支給するが、来期も赤字の場合は、賞与はなくなります、と予告するなどしてソフトランディングな解決法を提案するということも有効である。

　次に、会社が伝統的に行っている行事、払っている会費、協賛金などの見直しである。繰り返しになるが、「やめる」ということがポイントである。**なぜ会社が赤字なのかといえば、「余計なことをしている」からである。**だから余計なこと、余計な習慣をすべてやめれば、±0まではどの会社でも持っていくことは可能である。

　経理として、こうしたことは何度も何度も現場や社長に呪文のようにアナウンスをしてほしい。なぜなら、こうした習慣が直らない会社というのは、自分ごとなのに危機感がない、見栄を張って実行に移せない人が多いからである。

　福利厚生でほとんど社員が利用していないものなど、「これ、本当に利用している？」「この費用、昔は必要だったろうけど、今は必要ないよね」と経理社員達でピックアップして、それを実際にやめることで、どれくらい費用が節減できるかということをまとめて提言する。こうした費用は販管費が主体となるケースが多いため、**経理社員だけでも十分試算資料は作成**

できる。

その次に、賃料である。この場合は、単に金額だけの問題だけではないので、経費節減の会議などの際に、「社長、賃料についてはどのように思われますか」と社長に先に意見を聞く方が望ましい。オフィスの場所にこだわりがある経営者は多いので、他人が意見を先に言うより、経営者に自問自答してもらい、譲れない最低条件をまず整理してもらったほうがよい。そのうえで、「2フロアを1フロアにしようか」「近場でもう少し安い場所はないだろうか」といった社長からの提案に応える形でコスト削減の提案を行っていくのだ。

販管費で節減可能なものがないかを精査できたら、次は原価である。

原価に関しては、相見積りをとっているか、実際にそのモノやサービスが間違いなく納品されているかということを重点的に確認すると効果的である。なぜなら、こうした赤字の会社は、いまだにキックバックや架空請求が横行していたり、不正はなくとも、長い付き合いの中で、不必要な仕入を過多に行っていたりすることも考えられる。

人員過多や過剰な設備投資、過剰在庫でない限り、売上総利益が圧迫される理由というのはかなり限られてくる。池の水を抜いたら見たこともない物がたくさん出て来た、ということがあるように、黒字の時、つまり「利益」という池の「水」が満水状態のときには水面下に隠れて気付かなかったのが、赤字になった途端に水が干上がって不正や無駄遣いが顕在化する場合が多々あるのである。

しかし悲観ばかりする必要はない。黒字の場合、やはりどの会社も、「今のやり方を変えて赤字に転落させたらどうしよう」と、考え方も組織も自然に保守的となり、斬新な改革が生まれにくくなってくることがある。だから、**ネガティブな状況も一度社内を「大掃除する機会」「新しいことにチャレンジできる機会」と捉え**、「会社を整理整頓するよい機会にしましょう」と明るい顔で社長に声がけすれば、社長も経理を頼りにし、前向きに改革に取り組んでくれることだろう。

合併、買収の際は、システムやワークフローはいったん主導権のある会社に合わせる

　合併、買収という状況に組織が置かれた際、経理社員としてどのような対応をしたら良いだろうか。企業文化だけでなく使用している会計ソフト、ワークフローなど、さまざまなものが異なっている場合、それらをどう統一させていくかは、どのような合併や買収案件でも難題である。

　私はまず、「どうお互いに努力をしても、何らかのすれ違いはある」という前提で作業を推し進めるべきだと思う。多くの合併、買収には双方にメリットだけしかない、ということはない。業界全体が斜陽傾向にあり、そのために相互に協力していかないと互いに潰れてしまうという状況下での合併や、救済目的の買収もあろう。誰かしらは必ずモチベーションが異常に下がっている状態が予想される。

　経理も同じである。こうした場合、真っ先に経理といったバックヤードの社員が「合理化」「人員整理」の対象とされる。ところが、実際にはうまく合理化できず、合併・買収以前のまま、というケースも多い。その理由は、私は「システム・仕組み」にあると考える。会計システムや、ワークフローなどの仕組みなどは、当然合併、買収前までは、それぞれの会社が「これがベスト」と思えるものを使っていたはずである。しかし、合併、買収後は、当然ながら一つのシステム・ワークフローにまとめたほうがよい。そうでなければ合併・買収のメリットが活かされないからである。そのため、必ずどちらかの会社がいったん「譲歩」して、相手方のシステムに合わせなければいけない事態となる。その場合、遠慮せずに一気に主導権を持っている会社のシステムに移管してしまうのが得策である。

　買収したほうの会社が遠慮して、「しばらくは御社のシステムを使っていてもいいですよ」と言ったらどうなるだろうか。会計システムは、その会社の生命線である。いつまでも買収された会社が独自のシステムを使っていると、買収した側はシステムの仕組みや詳細がわからないので、突っ込んだ改善ができない。つまり、意図的に「自分達にしかわからない」という状況を作り続けられ、そこを「牙城」として、駆け引きの持ち駒や材料にされてしまうのである。また、「買収されたほう」は、いつまでも、しこ

りが残ることも多い。あわよくば下克上を狙っている社員や役員もいる。そこで、そうした改革のスピードを遅らせる問題が起きないよう、便利、不便といった理由に関係なく、いち早く買収したほうに合わせてしまったほうが後々お互いによい結果となるのである。

　合併・買収してから何年たってもシステムが統一されないというケースは報道でも耳にしたことがあるだろうが、それは技術やシステムのせいではなく、その技術やシステムに群がる人間の問題である。それは誰の得にもならない。合併・買収などの際には、こうしたシステム部分をどう統一するかということも、あらかじめ決めておくべきである。こうした**不要な足の引っ張り合いや軋轢は、合併・買収した効果を半減させてしまう**。経営陣の中には、こうしたシステム移管は経営には直接的な影響はないと考えている人もいるかもしれないが、そうではない。経理社員としては、前述したような混乱が社内で起きないよう、その重要性を経営陣に根気よく説得して、迅速、適切な指揮監督をしてもらうことが大切である。

個人を強化し、戦略的にステップアップ
していくための能力

■ 情報収集力（社内外、国内外の人脈の形成）

　昨今は、インターネットで検索すると、だいたいのことが解決できる便利な世の中である。こういった公開されている情報をうまく活用することで仕事をこなすことも重要であるが、それ以上に、経理の知識不足から生じる仕事上のさまざまなリスクも未然に防ぐことができるというメリットもある。しかしながら、インターネットでは得られない、公開されていない情報というのも当然あり、それらを集めることも必要である。このようなときに社内外でのネットワークなどがあると、困ったときに互いに相談できるため人脈の形成は仕事上必須である。

　一般的に、経理はどうしても内向きになりやすい職種である。経理の人は一日中、黙々とパソコンを操作しており、べらべらとしゃべっている人はあまり見かけない。社内でも営業や生産、開発から出てきた数値に向き合い、営業や生産、開発の現場の人と話をする機会も比較的少ない。いろんな人と話をしながら情報を集めるよりも、数値に基づく情報を集めることが得意である。話を聞いても数値がなければ信憑性がないと思い、数値ありきになることもある。

　社外では税理士、会計士、銀行の担当者などが仕事上関わりの深いパートナーではあるが、銀行員も以前のように会社を頻繁に訪問し情報を集める関心は少ないのか、またコスト削減もあってか、会社に来ることも減ってきている。訪問してくる場合も「提案」という名目の売り込みが中心で、相手を理解し融資に役立てるという様子はなくなってきている印象がある。税理士、会計士も決算の時などを中心に面会することもあるが、お互い忙しい時期であり、急ぎの仕事のための連絡ごとが中心となりがちである。

　このように、経理担当者は社内外ともに仕事上コミュニケーションをと

るよりもデータの集計や作業に費やす時間も長くなりがちなため、「情報収集力」という意味では課題があることが多い。

では、どのように情報収集力を強化していくべきか。

税理士や会計士は数多くの会社の数値から汎用的な経理を行うが、会社の戦略経理のためには、会社独自の経理が重要である。もちろん会社法や税法などのルールに従うことになるが、会社の業績を上げるのに貢献するための経理でなければならない。そのためには、まず「経理担当者が会社を知る」ことがすべてである。どのような商品を扱っているか、その商品はどんな部品や材料からできているのか、仕入先はどのようなところか、お客様は誰か、マーケットの大きさや自社のシェアはどうだろうかなど、さまざまなことを知る必要がある。そのためには、集まってきた数値を見るだけでなく、生産現場や営業現場のスタッフからの情報収集などが重要となる。いくら売れたか、仕入れたかだけでなく、目標がいくらだったのか、未達成の場合はなぜ達成しなかったのか、競合はどこかなどを知ることにより、集まった数値の意味合いが変わってくる。営業会議に出て市場や競合を理解するのもよし、生産現場の原価管理などのミーティングに参加して生産状況を理解するのもよしである。営業や生産は物を売ることや作ることに注力しているため、それ以外の視点でのアドバイスが重宝されることも多い。**会社をよく知ること、よく知るためのプロセスを通じて、会社に貢献することが可能となる。**

次に、社外での情報収集であるが、自社の情報で公開しても問題ない内容を外部に伝えることにより、情報の発信者となることもできる。決算説明会などでは社長が業績の報告を行うが、個別の投資家とのIRミーティングなどで経理が会社の代表として投資家に説明することもある。そのとき、逆に投資家の興味や会社への期待なども理解できるため、そこで得た情報を社内にフィードバックすることもできるのだ。

税理士や会計士、銀行などとの面談などでは、事務的な連絡ばかりでなく、専門知識の収集や税務や会計、金融の最新の動きなども把握すべきである。

また、○○研究会、△△協会などに参加し、他社の経理のやり方を学ぶ

こともある。外部のセミナーにも参加することにより新しい情報が入手できることもあり、また参加者同士でネットワークなども作れる。

このように、**経理は社内外の情報を集める、発信することなどを通じて、経営サポートの役割もできるのだ。**

忙しくて外に出る時間も惜しみたいのもわかるが、なるべく積極的に外に出てみることである。

━━ 英語力（海外との交渉）

グローバル化によりある程度の規模の会社になると、仕事をするうえで英語を避けては通れなくなる。海外の拠点とのやり取りや、海外の取引先とのやり取り、英文での契約書や書類も増えてくる。

特に海外進出に伴って海外子会社を設立した場合などは、英語力が必須である。現地法人の社長などは当初は日本から派遣された駐在員社長が多いが、その場合でも現地のCFOやコントローラは現地のローカルのスタッフであるケースが多い。本社の経理は、現地日本人社長とのコンタクトもあるが、計数管理業務については直接現地スタッフとのコミュニケーションが多く、当然、英語でのコミュニケーションとなる。

現地の派遣駐在員社長は本社では営業や生産の出身者が多く、経理を得意としていないケースも多い。現地社長を日常支えるのは現地のCFOやコントローラであるが、彼らを裏で支える役割を本社経理スタッフが担うこともまた多い。そのため、ローカルスタッフに本社の考え方、方針などを丁寧に伝えることがとても重要な仕事となる。会計のルールなども国によって異なることもあるが、それ以上に**会社運営の方法は会社により異なるので、それぞれの会社の運営方針やルールをローカルスタッフに理解できるように伝えなければならない。**

海外子会社は資本の論理が働いており、親会社の方針は絶対であるが、慣習や考え方が違うなかで論理的に方針や考え方を伝えるのは、なかなか難しい。もちろん英語力だけですべて解決するわけではないが、やはり英語力は重要である。日本国内の子会社の経理スタッフとメールだけでやり取りする場合でさえ、なかなか思うことが伝わらないケースもままあるの

だ。英語が得意でない日本本社のスタッフと海外子会社とのやり取りでは、まったく通じないケースもある。

最近では翻訳ソフトに流し込みそのまま送るという強者もいるが、とんでもない翻訳になっていることもあるので、要注意である。

さて、ここで、日本人に苦手な英語力を補う方法を紹介しよう。

たとえば、年に一度予算会議などで現地の経理スタッフも日本に来てもらうことや、地域ごとに子会社のコントローラを集めたコントローラ会議などを開催して、まずは顔を合わせ、さまざまなことを話し、互いに理解し合うことなどがお勧めである。実例として、シンガポールにアジアパシフィックの国々にある各子会社から経理責任者を呼び、さらに日本の本社からも海外担当の経理スタッフが訪問し、さまざまなテーマを話し合ったことで、その後のコミュニケーションが非常にスムーズになった経験がある。各国子会社の経理責任者は海外出張の機会なども少ないので、交流は非常にモチベーションの向上につながったという声を後に聴いたこともある。

一方で、外資系企業による日本進出のケースでは、英語を母国語とする国以外の国からの進出の場合でさえ、本社とのコミュニケーションは英語となる場合が多い。アジアの国々の現地スタッフは日本よりもはるかに英語力が高く、日本はその分野では遅れをとっている印象がある。先ほどの海外進出と逆のケースであるが、外資系企業の本社に出張などを行い、本社の人たちと顔を合わせることがお勧めである。本社のほうも海外子会社の管理に慣れていないケースもあり、細かい点などの指導が十分なされないこともある。こちらから毎月の報告時などに経理数値以外についても報告を入れるなど、積極的なアプローチが有効である。

また、海外との取引先からの資金回収ができないなどのトラブルが発生することもある。このような場合にも、英語力に課題があると苦労することが多い。もちろん与信管理などでなるべく回収リスクを事前に少なくできればよいが、結果的に未回収代金が残るような場合、国内の客先以上に積極的なコンタクトを取らなければならない。多少の英語力への不安があったとしても、まずは行動することである。

なお、これからは英語だけでなく中国語の習得も望ましい。中国事業の比率が増えてきており、中国語ができればスムーズにコミュニケーションができることも多いだろう。

■■ キャッシュフロー

「キャッシュフロー」と一口に言っても、日常業務における「資金繰り」もあれば、分析としての「キャッシュフロー計算書」の作成など、さまざまな種類がある。

　会社の大小にかかわらず、資金繰りはすべての会社にとって必要な業務である。通常、年間の予算策定時には月別資金繰り予算を作成し、不足額の調達計画を立てる。毎日の業務では数ヵ月先の資金繰り見込みや、月内の毎日の資金繰りなどを作成する。事業計画や事業実績に基づき資金がどのように推移するか、その過不足はどうか、不足への対応手段などを計画的に行うのである。

　また、資金繰りは資金調達業務とも関連が深い。どの程度の期間にわたり資金が不足するのかにより、調達手段も異なってくるためである。売上予測、その回収管理、在庫の受発注タイミング、投資の時期などの業務にも、経理は営業部門や購買部門など社内のさまざまな部門と連携をとり、事業に必要な資金を用意するとともに現場を資金の不足から統制することもある。「いくら以上の出金は何日前までに経理部門に連絡する」など、突然の多額な出金がないようにルールを作ることも必要である。

　このほか、口座が多いと資金が滞留しやすく資金効率も悪くなるので口座を集約する、回収日と支払日が違うと資金効率が悪くなるので工夫するなど、**経営効率をいかに上げるかも経理の腕の見せ所**である。海外に数多くの子会社などを持つ会社などではどうしても会社間で資金の偏在などもあり、ある会社は預金が多く、別の会社は借入れが多いなどという状況であれば、連結決算時に預金と借入金が両方とも大きな金額（両膨らみ）になり、連結経営においてこれらの両膨らみをなくすなどが経営効率アップにつながる。大企業は、最近ではグローバルなCMSというキャッシュマネジメントサービスを導入し、グループ内でのファイナンスを行い資金効率

を高めていっているようである。

さて、キャッシュフロー計算書（CF）に話を移そう。CFには、期首期末のBSとPLから作成できる「間接法のCF」と「直接法のCF」がある。直接法のCFは資金繰り表と同じようなひな形であるが、**経理のプロは間接法のCFから簡単に直接法のCFを作成することもできる。**事業計画などでPLやBSを作成し、その延長でCFを作成することが多いが、これらをいつでも素早く作成できるようになりたいものである。もちろん経営計画のソフトなどで作成可能であるが、上級者はエクセルなどで簡単に作成できる。

また、数年間のCFを作成すれば、DCF（ディスカウントキャッシュフロー）で企業価値も算定できる。これらの作成は経営企画の業務やM&Aでの企業価値評価などにもつながり、経営に必要な分野である。このように、**CFは日常の管理から経営全般にかかわる非常に範囲の広いものなのである。**

「キャッシュフロー経営」ということで、営業CFに投資CFを加えたフリーキャッシュフロー（FCF）の最大化を経営指標にしている会社もある。売上、利益管理に加え、資金効率を上げるための回収管理、在庫管理などもこの指標に影響してくる。単純な数値の集計だけでなく、これらの指標をよくするための**業務改善にも経理が積極的に関与し、経営に貢献すべき**である。売上債権や在庫の月数という目標も設定するが、**マクロの数値だけでなく個々の積み上げで課題を見つけ出し、その対応を行うのである。**

なお、会社によって最低限必要な運転資金の額は異なる。いつでも資金調達できるような大会社であれば、究極まで余剰資金を圧縮することを目標にする会社もあるだろう。反対に資金調達が必ずしもスムーズにできない中小会社の場合は、多めに資金を借りて多めの現預金を持つという方法もある。いずれにしても**「単純にお金があるかどうか」という問題ではなく、戦略的にどうするのかを考え、会社に合った資金管理を行うべきである。**

交渉力（社内ルールの構築からM&Aまで）

さまざまな場面で、交渉力は必要となる。

ここで経理に求められる交渉力を考えてみよう。社内各部門とのさまざ

まな社内ルールの策定やその定着の交渉からはじまり、対外的には銀行との借入交渉、M&Aの交渉まで多様な交渉がある。

　経理は、会社の経営に関係するさまざまな内部ルールを作成することも多い。グループ間取引の方法や決済などもある。グループ間の資金決済日をいつにするのがグループ全体で資金効率が上るかなどを考え、決済日を設定するのである。当然、経営ルールなので会社の役員会などでも承認されるべき事項であるが、事前に現場に説明して趣旨や目的に共感してもらい、グループ全体で会社がよくなるということに理解をしてもらうことが重要である。十分な説明ができないままに役員会で決定すると、現場から反発を招くこともある。事前のネゴや事後のフォローが必要である。

　また、決算作業なども社内各部門と協力して行うが、部門にとっては面倒な作業を経理から押し付けられているように思われることもある。このような場合に上から目線の命令になると、各部門との関係がぎくしゃくすることもあるので、そうならないように注意したい。

　まず、現場に物を頼むときは、なるべく緊急にならないような配慮やできるだけ現場に負荷をかけないような工夫を考えなければならない。毎年同じ書類を機械的に送るだけで必要な情報が集まると思ってはならない。その作業をなぜ行うのかなどを現場にわかるように説明することや、達成感などが出るような試みもいるかもしれない。海外にたくさんの子会社があるような場合で、1ヵ月以内に連結決算を行い、監査も終了して開示するような会社は、各子会社の決算書提出納期はさらに早い納期となってしまう。今は連結決算が当たり前であり、単体決算の数値を見て投資判断をする投資家はいないので、連結決算をいかに速やかに行うかがカギとなり、スピードと精度の両方が要求される。各子会社の経理責任者や担当者との納期、要求事項なども交渉ごとといえよう。彼らが気持ちよく仕事をできる環境への配慮、本社からのサポートなどを意識したい。

　銀行との調達交渉などは、経理部門が行う対外的な交渉の一つである。昔から日本では銀行取引には特殊な関係性があり、出資関係やメインバンクなどというしがらみがあるため、都度そのときのベストな取引条件を扱う銀行を選ぶということはない。現状ではメインバンクを度々変える会社

はあまりないが、これからはもっとドライな関係も想定される。銀行担当者がお金を貸したくなるような、**銀行担当者が稟議を書きやすくするようなプレゼン、アピールなどが交渉力との関連で求められる。**銀行の担当者も多数の取引先を持っており、すべての取引先の状況を的確に把握するのは難しい。そのため、会社から積極的に会社をよりわかってもらえるような説明が必要である。

あまり頻度は多くないが、M&Aの場面での交渉力についても記載しておこう。

会社を買収する場合は、結局「いくらでその会社を買うか」の評価価格がポイントになることが多い。近年はのれん（超過収益力）も減損会計の対象となり、突然多額の損失も発生することもあるようになった。デューデリジェンスなどで財務数値の評価などに経理も参画するが、判断や交渉を経営トップに任せるだけでなく、自らも交渉に参加すべきである。ある会社の経理担当者が欧州企業のM&Aに参画していた。スムーズに交渉は進んでいたが、価格において大きな乖離があった。経理担当者は買収後はその会社に派遣されコントローラとして経営を補佐することが予定されていたため、買収の交渉の段階から参画し、財務諸表の精査を監査法人なども使いながら行っていたが、自らが買収後その会社を担当した場合、のれんに見合う収益をどう考えても計上できないと判断し、最終的には買収を中止しようと経営に提言し、M&Aは中止になったという事例がある。このように、**M&Aでも作業をまとめるだけでなく、「買うべきか」「買わざるべきか」の判断**も自らが担当になった場合の**当事者意識が重要**で、それに基づく交渉参加を行った好例といえよう。

■ 国 際 税 務

ヒト・モノ・カネはもちろんのこと、ノウハウ（知的財産）も自由に国際間を移動するグローバリゼーションと呼ばれる時代に入って久しい。中小企業の海外進出や輸出入の取引も珍しいことではなくなり、むしろ積極的に海外に事業拡大を求める会社も多いのが実情であろう。このような中で、**「国際税務」は経理の新たに注目せざるを得ない専門分野**である。日本

の大きなグローバル企業においてさえ、「私は国際税務を専門する経理パーソンです」といえる人材は数少ないだろう。それほど専門性の高い経理財務の分野が「国際税務」といえる。

「国際税務」とは、2ヵ国以上の国をまたがって所得が移動することによって、国家間の税務税制の違いから生じる問題に対処するための業務といえる。双方の国の税法や租税条約を理解して、最適な課税状況を作り出す「グローバル・タックス・マネージメント」が必要になってくる。海外事業に精通する公認会計士、弁護士、コンサルタント会社を利用して、事案を進めていくことが多いが、会社側にもそれなりのレベルの経理人材がいないと、言われるままに進めることになってしまう。外部の専門家と同等のレベルのスキルを持つ人材を会社内で育成することは難しいが、社内の人材は経理財務のノウハウのみならず自社の商品や競合市場での強み・弱みなどを熟知しているので、これらのスキルが活かせる発想や提案ができるはずである。**単に相手国の税制や法律を理解してうまく対応できても、それがビジネスの拡大につながるわけではないこと**は、容易に想像がつくだろう。

個人の経理スキルを強化して、国際税務に精通する経理パーソンになるには、米国公認会計士の資格取得への挑戦や海外駐在員としての経験などが役立つことになる。しかし、国内の日常の業務を通じて学べることも多々ある。海外との貿易決済の仕組みや外国為替・金融に対する見識も学ばなければならないし、輸出入取引での為替予約のさまざまな手法を理解して、デリバティブ取引の実務も経験を積まなければならない。「デリバティブ取引経理基準」などの社内経理規程も整備、熟知しておくべきで、まれに報道される一人の経理課員による為替の投機的取引で会社が多大な損失を被るような事件が起こってはならない。

そのほかにも、海外にある子会社の経理財務担当との日頃のコミュニケーションや「英語の理解力」向上も必要である。国際的には、欧州のOECDの国際税務への基準、規制がグローバルスタンダードになる傾向があり、米国におけるそれも同じような規範となる傾向もある。これらは国際会計基準にも通じるものであり、常に注視して「経理パーソンのアンテ

ナ」を張っておかなければならない。

日本の税制においては、「移転価格税制」「タックスヘイブン税制」「外国税額控除」「租税条約」などへの深い理解が必要となるので、これらへの勉学が求められる。たとえば、大企業における税務調査では、「国際税務専門官」との応対によって「経理パーソン」としてのスキルが試されることになる。

国際税務専門官は、国税庁内において選抜された優秀な人を国際税務に精通させるために育成された、専門スキルを持つ人材である。税務調査において、専門官による指摘によって追徴課税を示唆される案件も出てくる。会社としては、大きなコストである税金に対して試みた「節税」が、税務当局からは「脱税」であると指摘されるという見解の相違は、国際税務においてまま起こり得ることである。タックスヘイブン税制や移転価格税制では、多国間の税金の取り合いの様相となり、国際間の二重課税を避けたい会社にとって、甚だ時間のかかる厄介な税務対応となる。

また、社内においても、国際税務に対する啓蒙が必要となる。日本の親会社と取引している海外子会社が多大な利益率を稼ぎ出している場合などは、移転価格税制で指摘を受けたり、日本の親会社の一部の費用をIGS（Intra Group Service）として現地に請求することがある。これらの場合、なぜそうなるかを理解できない社内の現場ラインに対して「国際税務」を説明して理解してもらわなければならない。これも国際税務に関わる経理パーソンの仕事の一つとなる。

以上のような非常に高度な専門スキルが必要とされる「国際税務」であるが、**会社が海外において大きく事業拡大を図るための「足かせ」となってはならない。海外において事業が効率よく拡大発展していくために、いかに「寄与」できるかが「国際税務パーソン」の本来の役割であろう。**

━ PDCA（Plan Do Check Action）

経理パーソンの個人力強化のためには、さまざまな管理理論や手法を理解することも戦略的スキルアップにつながる。ビジネススクールなどが提唱する**新しいリーダー論や管理理論にも、「スキルアップのアンテナ」を**

張っておく必要がある。

　では、PDCAとはどのようなものなのか、少しだけ触れておこう。PDCAは、戦後、デミング博士によって品質管理の手法をして紹介された「管理のサイクル」がもととなり、日本において経営管理の手法として応用されてきた。もともとは品質管理分野での継続的改善手法であることを念頭に置いておきたい。「PDCAを回す」「PDCAのスピード」などの言葉のように、スパイラルに改善していく手法で、トヨタ自動車などの製造業で活用されてきたケースが多いことは周知のところであろう。PDCAに関しては多くの著作があるので、深く理解するにはこれらの読破をお勧めしたい。

　ここでは、あえてPDCAそのものには踏み込まずに、気にかかる視点からコメントしていきたい。

　ある事例を紹介しよう。とある会社の営業本部長は、会議や方針発表会の場で「仕事を進めるには、PDCAが重要である」と、一つ言葉のように繰り返した。しかし、多くの部下たちは、仕事の進め方としてはわかる気もしたが、何か腑に落ちなかった。それは、皆の期待していたのは、「どのような市場に的を絞るのか」「新たな商品作りをするのか」といったリーダーが示すべき「進むべき道」を聞きたかったのである。このように、管理手法のお題目ばかりを繰り返す「ワナ」に陥らないように気を付けたい。

　PDCA理論ではPlan（計画）が最も強調されており、誰がどのようなロジックで策定していくのかが重要とされる。進めるうえではPlanの共有、共感や連鎖が重要なポイントとなっている。

　「MBO」「目標管理」手法などを評価指標にしている会社も多いが、目標管理の場合、Planの主体とDoの主体が同じであるため、日常的なPlanとなってしまい、戦略的なPlanが生まれにくい。職場での意欲的、戦略的Planが生み出される雰囲気作りが求められる。

　組織ぐるみで取り組んでいるケースでは、Check（評価）からAction（改善）に移行する段階で、その仕事への取り組みの評価がなされるが、そのとき「まずかった点」や「失敗した点」が指摘されてくる。そして、それらの点から、責任追及や犯人探しにつながってしまうことがある。「誰がやった」

「誰ができなかった」などが追及されてしまうと、次のステップにスムーズに進めないばかりか、すばらしい改善提案も出にくくなってしまう。

PDCA理論はクローズドなスパイラル構成になっているので、会社や組織をとりまく環境の変化や想定外の事案には、対応しにくいといわれている。生産現場などではあまり起こらないが、「明日はどうなるか」が分らない状況下での現場では、Planに対して極めて柔軟な変化対応が求められるので、違った手法・理論が適しているかもしれない。

既に述べたとおり、さまざまな管理手法が生み出される中で、経理パーソンの戦略的ステップアップのために、こうした新しい方法を学んでおくことが重要である。**どのような管理手法にも利点や難点があるはずなので、その「ポイント」を理解しておくことも、ステップアップにつながる。新しい管理手法の「お題目」を繰り返すだけでは、まず仕事は進まないことを肝に銘じて、新しいスキルや管理手法を身につけたいものである。**

━ KPI(Key Performance Indicator)

経理スキルを戦略的にステップアップするには、さまざまな視点から物事を俯瞰できるセンスも必要になるだろう。いろいろな数値に関わっている経理パーソンは、数値を追うあまりに細部すぎる迷路に陥る傾向もままある。財務諸表の分析をするときの指標等だけでなく、業務の効率や生産性を追求するための指標が多々あることを理解することもステップアップの一助になる。その中の一つに、「KPI」と呼ばれる指標がある。

KPIは最終的な目標を達成するために行う過程を計測する中間指標の名称を意味するものである。指標を何に設定するかは、その最終目標を達成するための過程を洗い出し、それらの過程をどの程度でクリアできれば最終的な目標が達成できるかを判断できる指標項目、指標内容でなければならない。**何を指標の対象とするかが重要である。**

ここで、一つの事例を紹介したい。

10数年前の、ある車載向けの部品を製造するA社でのことである。車載部品は厳しい品質と納期・コストを求められるが、それらをクリアして生産車種への部品として採用が決まると、生産台数分の受注はほぼ確保でき

る。自動車製造会社の米国への生産移転に伴い、A社も米国国内で製造することになった。A社は既にカナダなどで海外生産を経験しており、米国での生産にもスムーズに立ち上げられ、子会社B社による生産がはじまった。まずまずのスタートを切ったものの、想定した受注量にもかかわらず、毎月の利益予算は達成できなかった。現地B社の現地人トップからは、納期に課題はあるものの改善に取り組んでいる旨の報告が繰り返された。

A社がなぜ想定した業績が上げられないのかを調べたところ、品質面などの技術的問題がないことを確認したうえで、納期対応へのコストの増大が要因とみて、収益改善を図る方針方向をとった。A社は日本と現地人トップとのやりとりが英語であったこともあり、日々に起こるB社での製造現場でのトラブルの実態を把握できないでいた。そこで、B社のトップに、納期コスト削減へのKPI指標の抽出・設定とその週次報告を求めた。そして、欠勤率、残業時間、追加物流費用、ライン歩留まり率、欠品率がB社のKPIとして設定された。B社の現地人トップはKPIをフォローすることで、改善への物差しを得たことになった。

その結果は想像にお任せするが、コミュニケーションがスムーズにいかない海外子会社のトップなどとは、KPIなどの指標によるやりとりが理解しやすいケースも多いということを示す事例である。

いろいろな事象を数値化して目標指標としていくことは有効なことであるが、一方では限界を感じるときもある。それは、働く人の「やる気」や「感情」を測る指標がないことである。「人」の情熱ややる気が働きがいのある職場を作ることになるが、それらを客観的に測ることは難しい。新しい事業に挑戦するときや、想定外の事案に対応するときなどは、指標を探している時間はなく、「勘」や「経験」が有効であることもの多く、経理のベテランの経験を無視してはいけないと感じるケースもある。「研ぎ澄まされた勘」が理想であろうが、そう簡単に会得できるものではない。

こうした**感覚を養うには、常に現場に出かけて、肌でその場の雰囲気を感じることが必要であり、そのための「感受性」が高度なスキルといえる。**経理パーソンも「棚卸の立会」や「固定資産の現物確認」「税務調査」など

第 5 章　これからの戦略経理の「働き方」と「ステップアップ」

の機会を捉えて、積極的に営業部門や製造現場に出かけて現場の熱気を常に感じてほしいものである。

■ 資 本 政 策

個人商店などを除けば、多くの会社は税制面でのメリットや社会での信用度合などから「株式会社」の形態をとっており、それが最も適切といえる。この株式会社の下では、「会社は誰のものか」という質問には、「株主のもの」という答えが今の模範解答であろう。一部の会社では、創業者一族のものと確信している経営者もいるかもしれない。本来であれば、「株主だけでなく、働く社員や社会などステークホルダーみんなのもの」と答えたい気持ちもあるが、資本の論理からいえば、「株主のもの」となる。

この資本の論理に大きく関わってくるのが、会社の資本政策である。資本政策とは「株主構成変化」と「株主資本変動」の二つに影響を与える経営政策といえる。昔からコツコツと事業を継承している小さな会社なら、創業時から株主は同じ人や家族で、出資額である資本金もまったく変動がない。このような会社には資本政策はないだろう。

資本施策は経営トップマターであり、経理財務を担当する者にとっても日常茶飯事のことではない。しかし、これは**高度な経理財務知識を必要とすることであり、専門知識などをより高めて、資本施策に関わる能力が求められる。**日頃、決算などに取り組む経理課長や経理部長にとって、IPOや企業買収に何度も関わるチャンスは少ないと思うが、そのチャンスに深く関わることによって、戦略的な発想や専門スキルを高めていけるのである。新たな試みや施策には、経理財務のスキルを利用して積極的に関与していくことが「個人を強化」することになる。

入社して3、4年の社員が「私がやります」と言えるようなものではない。経理財務のスキルをベースにそれらを超えるスキルが求められるのが、資本政策である。

では、どのような資本政策があるのだろうか。まず、その一つが「株主構成」への対応である。つまり、経営者が目指す会社運営をするためには、多数決の論理が支配する株主構成が良好なものかを検証し、それを適正な

205

構成にもっていく、あるいは維持する政策である。

　毎期に起こる資本政策の一つに、「配当」政策がある。会社が上場している場合は、株価や業績、業界の動向などから、配当性向、配当利回りなどの指標を参考に配当を決めることになる。これらは取締役会での審議になるから、取締役会での論議に役立つ情報を提示、提案できる「経理の力」が必要となる。

　配当政策には継続的な考えによる実行が求められるので、場当たり的な発想は通用しない。経営者にとって、配当などの資本政策によって、経営の評価指数となる「株価」をコントロールしたい気持ちもわかるが、業績を上げ続ける以外に株価高揚のベストな方法はないだろう。

　新規の上場となるIPOにおいては、大株主であろう創業者のキャピタルゲインの実現も資本政策の大きなテーマとなる。経理担当にとって、上場することでその業務も格段に専門度が高まるので、それに備えた「経理力のステップアップ」が必要となるのは当たり前といえる。証券会社、銀行、会計事務所などとの日頃の付き合いが新たなスキルアップのきっかけになるだろう。

「資金調達」も資本政策の一つになる。エクイティ・ファイナンスといわれるもので、資本を絡めた資金調達である。もっとも単純な「増資」という方法においても、公募、私募など形態はさまざまあり、転換社債、新株予約権付社債など資本を絡めた社債発行も資金調達の手段となる。これら施策の実行は、経理財務担当にとっては高度な仕事といえる。たとえば、社債発行などでの目論見書（プロスペクタス）の作成では、経理財務部門が主となり、法務総務担当と連携して、専門性を発揮しなければならない。

「企業買収」「会社分割」「持ち株会社化」などの施策も、会社の拡大とともに検討の対象となる資本政策であろう。また、「ストックオプション」「社内持株制度」も経営者や社員のモラル向上に役立つ資本政策といえるだろう。

　以上のように、資本政策は「資本の論理」「資金調達」「事業拡大」「働くモラル向上」などに寄与するためのさまざまな目的実現の手段となりうるものであり、「経理財務のスキル」を超える「経営のスキル」が求められ

第 5 章　これからの戦略経理の「働き方」と「ステップアップ」

る。経理財務の責任者たるものは、「もし自分が社長だったらどうするか」
を常に自問しながら業務に邁進することである。「そんなことは簡単だ」と
思う人は、社長にはなれない。

戦略経理実務ノート
Ⅴ　経営指標ほか

1 全般

さまざまな経営管理指標があるが、会社の規模や状況にあった経営管理指標を採用することである。たとえば、

- ・成長期であれば、売上高の伸び率など
- ・成熟期であれば、効率を表す指標など
- ・厳しい状況のときは販売管理費比率など

会社の内部においても、それぞれの部門にあった管理目標や経営指標を使い分ける。製造現場などでは、ラインごとの不良率など、現場ごとに分解した目標を設定することになる。

投資の視点からは、ROEやROAなどの会社全体の効率を示す指標がある。大企業の花王や日産で有名となったEVA、ROICなどの経営指標をそれぞれ現場にどのように浸透させていったのかは興味深い。

戦後の高度成長期において、売上高伸び率、利益率など損益計算書の視点からの指標が注目されていた。その後の低成長時代には、借入金依存率や資産回転率など貸借対照表の視点からの指標が重要視された。また、企業価値論がでてきた近年では、投資家の立場からのROEやPBRなどの株主資本に関わる指標が注目された。

「ヒト」の働き方や労働生産性を測る管理指標も事業経営のうえで大切なものとなる。一人あたりの売上高やクレーム率、労働分配率など数値で把握しやすいものもあるが、「やる気」や「モラル」のアップダウンを測る指標を見いだすのは難しい。

研究開発の分野における先端性や研究効率を測る指標も短期的な結果の追求につながりやすく、その設定は難しい。

大局的な視点から事業を把握しておくには、以下の三つの視点からの指標を取捨選択するのが一般的である。

- ・「モノ」の効率を捉える売上高利益率、損益分岐点など
- ・「カネ」の効率を捉えるROE、借入金依存率など

・「ヒト」の働きを捉える労働分配率など

----

❷ ROE・ROA

ROE（Return On Equity）　自己資本利益率
　　ROE＝（利益/売上高）×（売上高/自己資本）

ROA（Return On Assets）　総資産利益率
　　ROA＝（利益/売上高）×（売上高/総資産）

　90年代後半より日本の上場企業でもROA、ROE（総資産利益率、自己資本利益率）という投資に対するリターンの指標がもてはやされた。欧米では株式投資が一般的であることから、投資家の視点からの指標や概念が用いられてきた。

　同じ1万円を稼ぐのも、10万円の元手を使って稼ぐのと100万円の元手を使って稼ぐのとどちらがよいかという発想である。10万円で1万円稼ぐほうがよいのは当たり前であるが、ROEでいうとこれが10％、100万円で1万円は1％であり、欧米企業は軒並み10％超えで、日本企業は1％に近い会社が多いといわれていた。

　ROEやROAをよくするには、利益を増やすことと、株主資本を少なくする、総資産を少なくする、売上の回転数をよくするなどが算式からは読み取れる。小さな資本や資産を何度も回転させて、利益を増やしていくということ。

　この観点は「いかに少ない財産で多くの利潤を得るか」「投資に対する大きなリターンを得られるか」を追求するもので、これは財務の重要な視点につながることである。

----

❸ KFS（Key Factor for Success）

　直訳すれば、「事業を成功させるための鍵」である。事業戦略を立案

するときに重要な要素となるものを意味する。**市場において、他社より優位に立っている要因、他社に比して劣っている要因などを分析して、それらを克服していくのである。**ベストプラクティス分析、3C分析など自社の置かれている客観的な状況を把握することでクレームやアフターサービスなどの顧客の視点からも、KFSを探っていく。

　顧客の志向の変化、技術革新によって、日々刻々に外部環境は変化していくので、KFSは固定的でなく、柔軟に変化させていくことに注意がいる。自社の「強み、弱み」は何なのか。競争優位に立つには、何をすべきか。まさに、それが経営戦略そのものである。

　近年、大きく二つの視点から経営戦略の手法をみていく流れがある。一つは市場の環境、競合分析など外部の状況を精査に分析することで合理的な戦略が立てられるという考え方である。もう一つは、自社内にある経営資源に着目して、そのなかから競争優位に立てる要素を分析することから戦略を立てていこうとする考えである。

　後者は、RBV（Resource Based View）という戦略手法である。競争優位に立つための要因は業界他社分析にあるのではなく、自社がどのような能力で市場を支配できるか、その能力を見いだすことで優位に立とうとするものである。

　自社が持つ商品サービスの希少性や社内の組織マンパワー力、まねのできない技術力などを尺度に分析していく。顧客との非常に強い密接な関係を築くことで、同じ商品を販売している他社にも勝つことができる。同じ市場業界で戦っても勝つことができる。このような自社にしかない独自の優位性をいかに作り出していくかの戦略である。

　いずれのアプローチにおいても、他方が一方的に有効なものではなく、お互いに補完しあうようなアプローチが現実的であろう。

経営のキーワード集

カントリーリスク
海外投融資などを行う場合、その国の事情によって出資金・貸付金などが回収不能となる危険度。海外事業展開では注意すべき事項。

株主価値経営
企業価値最大化が企業の最終的な目的であり、それは結局株主価値の最大化に帰結するとの考え方のもと、企業を経営することである。

ステークホルダー
企業が経営を行っていくうえでの利害当事者のことをいう。顧客、納入業者や協力先、従業員、株主、金融機関、地域社会などが含まれる。

コーポレート・ガバナンス
不正行為を防ぐために企業を監視するための仕組みのことで、「企業統治」と訳される。さまざまな企業不祥事があるので近年重要視されている。

連結経営
中核会社ないし支配会社である持ち株会社を中心にして子会社ないし従属会社群を配置したもので、グループ経営ないし企業集団と称される。

MBO
経営陣が自ら調達した資金で自社あるいは事業部門を買収し、親会社など株主から経営権を取得すること。マネジメントバイアウト。

事業売却
社内の一つの事業分野を他社に譲渡すること、事業譲渡に同じ。M＆Aの手法の一つで、企業組織再編税制の適用を受けない。

スピンアウト
企業内の事業部門や活用されていない研究開発成果・ビジネスアイデアなどを切り離し、一企業として独立させて事業展開を行うこと。

株式公開
限られた株主によって所有されていた会社の株式を、広く不特定多数の者に売り出すこと。最初の株式公開がIPO。

ベスト・プラクティス
最良の実践法。最善の方法。ビジネスの現場で他のモデルなどを参考にしながら最も効果的な方法として実践される。

ボトルネック
生産活動や文化活動などで、全体の円滑な進行・発展の妨げとなるような要素。障害。もともとは瓶の首で細くなっており流れが悪くなるのが語源。

SCM
原材料の供給部門である川上（上流部門）から最終消費者である川下（下流部門）に向けての供給活動の連鎖を、情報技術（IT）の活用などによってキャッシュフローの最大化を図るサプライチェーンの全体最適化のマネジメント。

バリューチェーン
企業の競争優位性を高めるための考え方で、主活動の原材料の調達、製造、販売、保守などと、支援活動にあたる人事や技術開発などの間接部門の各機能単位が生み出す価値を分析して、それを最大化するための戦略を検討する枠組み。

ビジネスモデル
事業で収益を上げるための仕組み。事業として何を行い、ターゲットは誰で、どのようにして利益を上げるのか、という「儲け」を生み出すための具体的なシステムのこと。

リストラクチャリング
企業による事業や組織の再構築、再編成。略してリストラともいう。既存事業の成熟化や業績不振に対応して、立て直しのために行われる。

選択と集中
競争力のある事業を「選択」し、経営資源をこの選択した事業に「集中」するという経営手法、あるいは経営理論。多角化と反対の概念

で90年代以降主流となった理論。

コア・コンピタンス
企業が競合他社に対して圧倒的に優位にある事業分野や、他社にはない独自の技術やノウハウを集積している中核となる部門など企業のもつ能力をいう。

垂直結合
企業が商品の開発・生産・販売を自社で一手に行うこと。コスト管理の徹底、技術漏洩の防止、業務範囲の拡張などの利点がある。

水平結合
垂直統合に対峙する統合方法で、同一製品やサービスを提供している複数の企業がその機能領域で一体化することで、市場支配を狙う戦略。

株主安定化
敵対的買収を難しくするために、長期的に安定して株式を保有してくれる株主を増やしていく動き。経営者、取引先や金融機関などが対象となる。

デファクト・スタンダード
「事実上の標準」。ISO、JISといった国内外の標準化機関が定めていないにもかかわらず、市場競争の結果、グローバルスタンダードが成立していること。

デジュール・スタンダード
ISOやJISなどの規格国際標準化機関などにより定められた規格のこと。製品の機能や製造方法、生産に用いられる技術など、その対象は多岐にわたる。

ISO
国際標準化機構。1947年に設立された、国際的な工業規格を策定する団体。最近では、品質管理に関する「ISO9000」、環境管理に関する「ISO14000」が注目を集めている。

BPR
企業活動の目標（売上、収益率など）を達成するために、既存の業務内容や業務フロー、組織構造、ビジネスルールを全面的に見直し、再設計（リエンジニアリング）すること。

ビジネスプロセス
製品開発プロセスや、調達から製造、物流、販売に至るサプライチェーン、金融機関の融資案件審査プロセスなど、統合化されたオペレーション、すなわち、一連の工程、作業、業務などをいう。

ダウンサイジング
規模を縮小すること。コストダウンや効率化のために小型化すること。小型化、高性能化などでコンピュータの世界でよく使われる用語でもある。

アウトソーシング
社外から生産に必要な部品・製品を調達したり、業務の一部を一括して他企業に請け負わせる経営手法。外部委託。

グループ経営
親会社と子会社の間で意思決定を統一することで、組織の目的を効率的に実現していく経営手法をいう。親会社と子会社で業務の分業を行う方法が一般的。

企業分割提携
企業分割はM＆Aの手法の一つ。会社法に従って、一つの事業分野を別会社化するもの。企業提携は他社とある分野について緩やかな連携を図るもの。

TOB
株式公開買付。大量の株式を短期間に取得するために、新聞公告等を行い、株式市場外で対象企業の株主から直接株式の買い付けを行うこと。

ジョイント・ベンチャー
一企業では請け負うことのできない大規模な工事・事業を複数の企業が協力して請け負うこと。共同企業体。JV。

M＆A
企業の合併・買収。企業の多角化、競争力の強化、最新技術の獲得などを目的とする企業戦略とされる。企業経営のスピードアップのための戦略でもある。

アライアンス
複数の異業種企業が互いの利益のために協力し合うこと。経営スタイルのひとつ。業務提携などとも呼ばれる。

コンティジェンシー・プランニング
起こり得る不測の事態や最悪の事態を想定して立てる計画、対処法。地震などの天災による不測事態への対応計画もその一つ。リスクマネジメント

リスクマネージメント
経営活動に生じるさまざまな危険を、最少の費用で最小限に抑えようとする管理手法。危機管理。危険管理。リスク管理。

持分法適用会社
連結決算の際に、持分法が適用される会社。議決権が20パーセント以上50パーセント未満の非連結子会社および関連会社が対象となる。

連結子会社
連結決算の対象となる子会社。通常親会社による50%超の出資比率であるが、50%未満でも連結決算の対象となることもある。

分社化
事業や地域などの単位で、部門を組織から切り分け、独立子会社を設立すること。コスト低減を目的にする場合と事業分野の拡大・強化を目的とする場合がある。

統合型持株会社
統合型と分社型がある。2つ以上の会社が、直接的な合併を行うのでなく、一つの持株会社のもとにその傘下となり事業シナジーを狙う企業再編の手法。

持株会社
他社の株式を、その事業活動を支配する目的で保有する会社。
通常、事業活動は持ち株会社で行わず傘下の事業会社が行う。

カンパニー制
各社内事業部を独立した会社とみなして、権限・責任を移譲する経営手法。カンパニー内部で多くの重要な意思決定を完結させて経営スピードを高めることも狙い。

マトリックス組織
組織の形態のひとつ。社員がプロジェクトごとの部門と職能部門の二つの部門に属する形態。地域ごと、事業部ごとなどの両方で管理を行う場合などがある。

連結納税制度
親会社と小会社、関連会社が所得を合算して納税する制度。複数の法人を一つの法人とみなし、人格の異なる法人間での利益と損失の通算が可能となる。

企業年金
事業主と従業員とが掛け金を分担し、企業内で運営される私的年金。

株式移転
企業再編を容易にするため、完全子会社となる既存会社の株主の株式に、新たに設立する完全親会社（持株会社）の株式を割り当てる制度。

株式交換
企業の合併や買収などの企業再編を容易にするため、既存二社のうち子会社となる会社の株主の株式と、親会社となる会社の新株を交換することで完全子会社にする制度。

独占禁止法
トラスト・カルテルなどによる競争の制限や事業活動の不当な拘束を排除し、企業結合などによる過度の経済力集中を防止して公正かつ自由な競争を促進し、国民経済の健全な発達を目的とする法律。

株主代表訴訟
株主が会社に代わって会社のために取締役の会社に対する責任を追及する訴訟。取締役が違法行為等をして会社に損害を与えた場合、会社はその取締役に対し損害賠償を請求することが可能。

会社分割制度
会社の組織再編を促進し、事業部門の分離、独立を容易に行える法制度。

個人情報保護
プライバシーの保全を図ること。個人の秘密にあたる、住所・氏名・財産などの個人情報を漏えいから守ること。

会社再生法
経営に行き詰まってはいるが、再建の見込みがある株式会社について、債権者や株主の利害を調整しながら更生するための手続き等を定めた法律。

IR
株主に対して的確な経営情報を提供するための活動の総称。具体的には、決算や事業に関する説明会の開催、年次報告書など資料の作成、ホームページ上の情報開示など。

ローン・コミットメント
企業の資金調達法の一つである。企業が銀行に手数料を支払い、事前に決定してある上限額までは常時融資額の増額が可能であるという予約型の融資制度である。

転換社債
一定期間内に一定の条件で発行会社の株式に転換できる権利を付与した社債。CB。類似商品として新株を一定の価格で購入することができる権利が付与された新株予約権付社債もある。

社債
株式会社が長期の資金調達のために発行する確定利付きの債務証券。株式と異なり、議決権を有しない。

CP
コマーシャルペーパー。企業が短期の資金を調達するために発行する約束手形のこと。売買代金の決済のための約束手形ではなく資金調達のための手形。

債務超過
自己資本がマイナスになりいつ倒産してもおかしくない状態を債務超過という。債務超過になると企業の信用力が非常に低下し融資がほとんど受けられなくなる状態になる。

証券化
債券や不動産などの資産を、証券にして売り出すこと。資金調達の一つの手段である。セキュリタイゼーション。

環境会計
事業活動における環境保全コストとその効果を明確にし、可能な限り定量的に測定・伝達する仕組み。

ABC分析
企業の管理する対象を重要度によってABCのグループに分け、それぞれの特性に応じた管理方式を実施するために行われる分析。

ファンドマネージャー
機関投資家の資産運用の担当者。投資信託などの預かり資産で運用対象を決定し、投資信託などのファンドの収益を追求していく。

格付け機関
国・企業などの発行する債券の信用度を示すために、格付けを業務として行う機関。日本では、金融庁長官が指定する。

EVA
経済的付加価値。企業の経営評価のための指標の一つ。税引き後の営業利益から資本コストを差し引いたもの。企業の資本を使って生み出された価値を表す。

時価会計
企業会計・法人税額の計算などにおいて、所有する金融資産を決算時の市場価格（時価）で評価する会計。

国際会計基準
世界各国の企業の財務諸表を比較可能にするために国際会計基準審議会（IASB）が設定した会計基準のこと。

インカムゲイン
利息や株式投資の場合の現金配当などの総称。

キャピタルゲイン
資本利得。株式・債券・土地など保有資産の価格上昇から生じる利得。

第5章 これからの戦略経理の「働き方」と「ステップアップ」

ベンチマーキング
社内外、業種を問わず、最も優れたパフォーマンスを上げている企業を選び出し、それを目標として自社のビジネスプロセスを改善することをいう。

事業ドメイン
企業が事業を展開する領域のこと。単にドメインとも呼ぶ。
事業ドメインの設定は、企業が市場で競争優位性を獲得するための重要な経営戦略である。

モジュール化
部品を標準化して利用する部品モジュール化の発想を企業や事業間での提携や組織再編などにも応用・発展させようとする考え。

プロセス・イノベーション
生産工程における技術革新。
フォードの大量生産、トヨタのかんばん方式などは大幅な生産性の拡大の事例として挙げられる。

知的財産
発明、意匠、著作物など、人間の創造的活動により生み出されるもの。

アントレプレナー
起業家のこと。独創的なビジネスアイデアと技術で新しい市場を切り開く。

エンジェル
企業の創業の極めて初期段階で対象ベンチャー企業に投資し、テイクオフ（離陸）を支援する人のこと。

社内起業家
新しいビジネスを社内で立上げる際にその役割を担う人材を言う。イントラプレナー。

CDP
キャリアディベロップメントプラン。従業員個々のキャリアまたは能力開発の長期的な計画。

カフェテリア・プラン
保険・保養・自己啓発など、企業が提供する各種・多様な福利厚生施策の中から、従業員が自分に必要なものを組み合わせて選ぶ制度。

ストック・オプション
自社株を、ある一定期間中にあらかじめ決められた価格（権利行使価格）で買える権利を、会社の役員や従業員に与える制度。

複線型人事制度
全社共通の画一的な人事制度ではなく、同一企業内に複数のキャリアコースが並立する多元的な人事管理システムのこと。

雇用流動化
労働市場を流動化させることで、経済の新たな成長や発展ができるという考え。方策として、解雇規制の緩和が挙げられるが、失業率の増加につながるという意見もある。

年俸制度
個人の職務遂行能力に応じて年間単位で賃金を決定する制度。大企業の管理職などに多く使われる仕組み。

インセンティブ
事業者が就労者のモチベーションを上げさせ、その成果報酬として、通常の給与のほかに報酬等を与えるもの。

OJT
新たに入社した新人が、職場において上司や先輩などから、実際の職務を通じたトレーニング、教育を受けること。

有期雇用契約
企業と従業員の間であらかじめ期間を定めて結ばれる労働契約。契約社員や派遣社員、パートタイマーなどがこれによる。

メディア・ミックス
宣伝を効果的にするために、新聞・雑誌・テレビ・インターネット・ダイレクトメールなどのいろいろな広告媒体を組み合わせること。

エリア・マーケティング
地域ごとの市場特性を分析して、その地域特性にあった製品や価格、販売・流通方法を設定して、市場シェアを伸ばしていく営業戦略。

215

CRM

顧客それぞれの購入や商談の履歴、趣味や嗜好、家族構成などの情報を一括して管理し、企業の営業戦略に活用する経営手法。

シックスシグマ

事業経営の中で起こるミスやエラー、欠陥品の発生確率を100万分の3.4のレベルにすることを目標に推進する継続的な経営品質改革手法。

カンバン方式

トヨタ自動車の考案した生産方式で、生産側は使用する部品と数量を記したカンバンとよばれる作業指示票を部品供給側に送り、部品供給側は必要な数量の部品を生産して提供する方式。

ジャスト・イン・タイム

部品の在庫を持たずに、指定時間に合わせて部品を納入させる方式。

TQC

会社全体がQC（品質管理）を理解し、組織的に製品の質を高めること。設計、製造にとどまらず、顧客に接する営業、さらには間接部門まで含めた全社統一運動が特徴。

QCサークル

職場内で品質管理を行う従業員のグループ。品質や生産性の向上のほか、従業員の自主性や経営への参加意識を育てるとされる。

ファブレス企業

製造は他社に任せて、企画・開発・販売だけを自社内で手がける企業。自社の得意分野への経営資源の特化、他企業との戦略提携などによって可能になる。

ナレッジ・マネージメント

企業内の知識や情報をデータベースに蓄積・共有して、経営やビジネスの効率化などに役立てること。

ASP

インターネットなどのコンピューターネットワークを通じて、業務用のアプリケーションソフトを提供する事業者やサーバー、またはサービス。提供されるサービスは、財務会計、資産管理、販売管理、表計算、ERPパッケージなど。

ERP

財務・販売・生産・人事・在庫など、企業の各種基幹業務を統合的・一元的に管理し、経営の効率化を図ること。また、これを実現するためのコンピューターシステムやソフトウエア。統合基幹業務システム。

おわりに

　執筆にあたり「戦略」という言葉をキーワードにすすめてきたが、執筆の途中でそもそも「戦略」とはどのようなことを指すのか、の疑問が湧いてきた。もともと「戦略」とは、敵対するものに勝つための闘争術であることらしい。「何をすれば勝つのか？」を考え出すことが「戦略」であろうと思ってきた。しかしながら、現代では、「グローバル」から「ニッチ」まで戦闘エリアは途方もなく広く、「グローバル・ニッチ」という言葉さえ使われている。戦うフィールドだけでなく、その武器も多種多様である。誰が敵で、誰が手を組める相手なのかもわからないビジネスの世界である。何かをすれば簡単に勝てるというような戦場ではない。このようななかで、「戦略的な思考」をもって、働いていこう——というのが、伝えたいことである。

「では、どうすればよいのか？」との返信があろう。「こうすればよいだろう」というアドバイスは、多種多様で一つではない。いろいろな経験や見聞をできるだけ多く得たものが、少しはアドバイスできるかもしれない。アドバイスする者も、「いかに多く」「いかに速く」「いかに論理的に」「いかに客観的に」情報を得たものが、優位に立てるだろう。

　本書において、会計基準のような規範への専門的なコメントは避けてきたが、日常の実践的な仕事へのヒントとなるような視点・思考をもって記述していることは、実戦的であるとおもう。その記述のなかから、自分に参考となるような戦場での武器を見いだしてほしいものである。

　経理会計の分野においては、古くはベネチアの商人が用いていた「複式簿記」というものが、延々と利用されてきた。このことからか、他の職場から、「経験がものをいう職種」「専門的な職種」とみられてきた。ある者はその専門分野だけに埋没し、またある者はそれだけを売り物にしてきた。これらの思考領域から脱却したものだけが、経理財務パーソンから経営者になったのであろう。

　すべての経理財務パーソンが経営者になれるわけではないが、もし自分

が「社長だったら」どのように判断していくのかを、常に自問して仕事を進めてほしい。社長のように振る舞えというのでない。最高責任者である社長は責任回避や批評批判はできないはずであり、何をすれば勝てるのかを考える責務がある。

　本書は、多くの経理の職場で働く多くの人々がそのように思考できるように望むものであり、どうすればよいのかの一助になれば幸いである。

　出版にあたり、ご尽力いただいた多くの皆さまに感謝申し上げます。

著者を代表して　高橋 和徳／近藤 仁

MEMO

[著者プロフィール]

前田 康二郎（まえだ こうじろう）

PR会社等、数社の民間企業で経理・IPO業務を中心とした管理業務、海外での駐在業務を経て独立。現在はフリーランスの経理として、経理業務や利益を生む組織改善の提案を中心に活動を行う傍ら、企業の社外役員等も務めている。

■著書：『スーパー経理部長が実践する50の習慣』『職場がヤバい！不正に走る普通の人たち』（日本経済新聞出版社）、『スピード経理で会社が儲かる——たった1年で利益が1億円アップする生産性革命』（ダイヤモンド社）、『1％の人は実践しているムダな仕事をなくす数字をよむ技術』『自分らしくはたらく手帳』（クロスメディア・パブリッシング）

高橋 和徳（たかはし かずのり）

高橋和徳税理士事務所代表。税理士・米国公認会計士。現在は横浜市で税理士として中小企業向けの経理サポートを行っている。企業での財務業務や海外での勤務経験に基づく外資系企業向けの経理業務も行っている。

■著書：『知識ゼロからの経理の仕事』『賢人の簿記・会計術』（幻冬舎）

近藤 仁（こんどう ひとし）

元オムロン㈱理財部長。長年にわたり、財務、経理部門の責任者として経理財務の第一線にたち、会計システムの開発、予算立案企画なども担当した経験をもつ。その後も、経理財務の実務現場の視点からコンサルタントや著述を通じて活動している。

■著書：『経理部長が新人のために書いた経理の仕事がわかる本』『経理・財務実務全書』（日本実業出版社）、『知識ゼロからの経理の仕事』（幻冬舎）など

経営を強くする戦略経理

2018年4月10日　　初版第1刷発行

著　者——前田康二郎・高橋和徳・近藤仁
　　　　　©2018 Kojiro Maeda, Kazunori Takahashi, Hitoshi Kondo
発行者——長谷川　隆
発行所——日本能率協会マネジメントセンター
〒103-6009　東京都中央区日本橋2-7-1 東京日本橋タワー
TEL　03(6362)4339(編集)／03(6362)4558(販売)
FAX　03(3272)8128(編集)／03(3272)8127(販売)
http://www.jmam.co.jp/

装丁・本文フォーマット——小口翔平＋山之口正和(tobufune)
本文DTP————株式会社明昌堂
印刷所————広研印刷株式会社
製本所————株式会社三森製本所

本書の内容の一部または全部を無断で複写複製(コピー)することは、
法律で認められた場合を除き、著作者および出版者の権利の侵害となり
ますので、あらかじめ小社あて許諾を求めてください。

ISBN 978-4-8207-2657-9　C2034
落丁・乱丁はおとりかえします。
PRINTED IN JAPAN

MEMO

JMAMの本

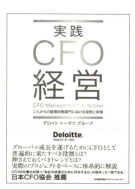

実践CFO経営
これからの経理財務部門における役割と実務
デロイト トーマツ グループ著
A5判上製460頁

不確実性が高まっている事業環境、テクノロジーの進化を踏まえて、CFO、CFOを支える経理・財務部門、経営企画担当者向けに、会社がグローバル成長を遂げるために何をするべきかを示しています。ファイナンスを羅針盤とした変革の道筋を実際のプロジェクトをベースに体系的に解説しています。

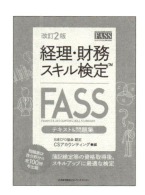

改訂2版 経理・財務スキル検定(FASS)テキスト&問題集
CSアカウンティング著
A5判並製380頁

「経理・財務スキル検定」(FASS)は、経済産業省の「経理・財務スキル・スタンダード」に完全準拠し、経理・財務実務のスキルを客観的に測定する検定試験です。本書は経理・財務部門の実務に従事されている方やこれから従事しようとしている方に最適な学習テキスト・問題集です。

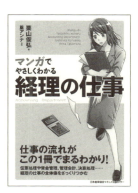

マンガでやさしくわかる経理の仕事
栗山 俊弘著／篁 アンナ作画
四六判並製240頁

どの会社でも必ず必要な、経理の仕事。伝票処理や現金出納、決算処理などよく見聞きする仕事の中身はどうなっているのか、またそれ以外にどのような仕事をしているのかをマンガのストーリーと解説を通して紹介します。経理の仕事の全体像がこの1冊で大づかみできる、いちばんわかりやすい入門書です。

JMAMの本

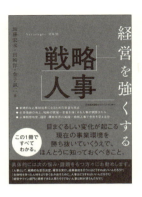

経営を強くする戦略人事
加藤宏未・田崎 洋・金子誠二著
A5判並製320頁

経営視点と現場視点での人事「戦略」のシナジーを『戦略人事』として、これまでの『強い統制型の人事』から、働き方改革や多様性の尊重などを踏まえた『しなやかで開かれた人事（ライン部門や従業員個々も参画しながら全体を作り上げる人事）』を目指した、新しい人事＝戦略人事のあり方を提示します。

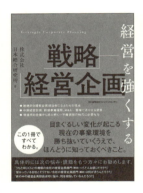

経営を強くする戦略経営企画
株式会社日本総合研究所著
A5判並製224頁

海外展開、新規事業立ち上げなど、新たな収益源を確保するため、そして迅速な経営判断のために、経営企画には常に変化への適応が求められています。中期経営計画、新規事業開発、M&Aをはじめ、不確実性の時代を生き抜く経営企画として本当に知っておくべきことが、この1冊ですべてわかります。

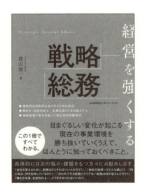

経営を強くする戦略総務
豊田健一著
A5判並製248頁

総務自身が戦略性を持ち、企業のコア業務として存在していくのが「戦略総務」という考え方。社内活性化、モチベーションの向上、効率性・創造性の向上…総務自身が戦略性を持って社員の働き方を変革し、生産性を高めていく「戦略総務」の視点・スキルを実践的に解説します。